災害時の集中治療室

日頃の準備から発災後まで
－ICU の対応ガイダンス

編集 一般社団法人
　　　日本集中治療医学会
　　　危機管理委員会

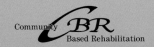

第 1 版第 2 刷発行について

本書は，発行元が真興交易㈱医書出版部から株式会社シービーアールに変更になりました．
なお，2020 年 3 月 6 日(第 1 版第 1 刷)発行の『災害時の集中治療室 日頃の準備から発災後まで
‐ICU の対応ガイダンス』と同一内容です．

序　文

　東日本大震災から間もなく10年が経過しようとする今日，わが国では大規模地震だけでなく水害や台風などの自然の猛威による災害が多発しています．また，安全管理の進歩によって交通事故や群衆事故などによる外傷患者の増加は目立っていませんが，その一方で，多数傷病者が発生し得るバス事故や多重事故，爆発，火災，多数殺傷事件などが発生しています．さらには，国際的にテロの脅威が高まる中，2020年東京オリンピック・パラリンピックが開催されます．ひとたびスポーツイベントなどで多数傷病者が発生し，多数重症患者の収容を要する状況となれば，集中治療室（ICU）が困難な状況に置かれることは明らかです．さらには，周辺地域，場合によってはわが国全体のICUの診療にも影響を及ぼす可能性があります．このような事態に備え，ICUは1人でも多くの重症患者を救うべく，多数傷病者事故（MCI：mass casualty incident）を含めた災害医療についての準備を行うべきです．

　日本集中治療医学会危機管理委員会では，MCI時にICUがいかに備え対応するかについて「集中治療室（ICU）のための災害時対応と準備についてのガイダンス」を作成しました．これは，すでに「2020年東京オリンピック・パラリンピックに係る救急・災害医療体制を検討する学術連合体（コンソーシアム）」ホームページ上に公表していますので，閲覧していただいた先生方もおられるでしょう．本書はこのガイダンスの理解を深めるとともに，熱中症や落雷といった災害に特徴的な特殊病態の知識を再確認できる内容としています．また，過去の災害でICUがいかに奮闘し対応したかを，ケーススタディとして経験や課題についての執筆をいただきました．ここからわれわれが学べることはたくさんあると考えます．

　ICUにおけるMCI・災害対応では，状況によっては平時のスタッフ以外の医療者をICUに動員する必要が出てくるかもしれません．不慣れな現場に新たに動員されたスタッフにとって医療活動は決して容易ではなく，平時のICUスタッフはこのマネージメントも含めて対応しなければなりません．そのためにも，医師，看護師のみならず，臨床工学技士，薬剤師，理学療法士など，ICUで勤務しているあらゆる医療従事者に本書を手に取ってもらい，将来起こるかもしれない災害時のICUの対応の考え方について理解していただくことを期待しています．

　最後に，本書の作成に尽力いただいた危機管理委員会の委員と，何より高度な知見や経験を提供いただいた専門家の執筆者の先生方に深く感謝申し上げます．

2020年1月

一般社団法人 日本集中治療医学会 危機管理委員会

委員長　**成松　英智**

目　次

第2章　ガイダンス解説編 ───────── *35*

第5章　病院集中治療室の災害対策マニュアル　155

作成・編集・ワーキンググループ

『災害時の集中治療室　日頃の準備から発災後まで‐ICU の対応ガイダンス』

一般社団法人 日本集中治療医学会

危機管理委員会　Crisis Management Committee

成松　英智	札幌医科大学医学部 救急医学講座
大下慎一郎	広島大学大学院医系科学研究科 救急集中治療医学
水野　浩利	札幌医科大学医学部 救急医学講座
森村　尚登	東京大学大学院医学系研究科 救急科学
櫻井　淳	日本大学医学部救急医学系 救急集中治療医学分野
坂口　嘉郎	佐賀大学医学部 麻酔・蘇生学
貞広　智仁	東京女子医科大学附属八千代医療センター 救急科/集中治療科
遠藤　裕	新潟大学医歯学総合研究科 救命救急医学分野
黒田　泰弘	香川大学医学部 救急災害医学講座
川前　金幸	山形大学医学部 麻酔科学講座

MCI 発生時の ICU 運用体制検討ワーキンググループ

櫻井　淳	日本大学医学部救急医学系 救急集中治療医学分野
今泉　均	東京医科大学 麻酔科学分野・集中治療部
重光　秀信	東京医科歯科大学大学院医歯学総合研究科 生体集中管理学分野
貞広　智仁	東京女子医科大学附属八千代医療センター 救急科/集中治療科
水野　浩利	札幌医科大学医学部 救急医学講座
土井　松幸	浜松医科大学医学部附属病院 集中治療部
落合　亮一	東邦大学医療センター大森病院 麻酔科
土井　研人	東京大学大学院医学系研究科 救急科学
問田　千晶	東京大学医学部附属病院 災害医療マネジメント部
桑名　司	日本大学医学部附属板橋病院 救命救急センター
植松　悟子	国立成育医療研究センター 救急診療科
中根　正樹	山形大学医学部附属病院 救急部・高度集中治療センター
黒田　泰弘	香川大学医学部 救急災害医学講座
井上　貴昭	筑波大学医学医療系 救急・集中治療医学/筑波大学附属病院 救急・集中治療科
山口　大介	防衛省航空自衛隊 航空幕僚監部 主席衛生官付衛生官
渕本　雅昭	東邦大学医療センター大森病院 看護部
後藤　順一	河北総合病院 看護部
塩塚　潤二	自治医科大学附属さいたま医療センター 集中治療部

編集協力

2020 年東京オリンピック・パラリンピック競技大会における救急・災害医療提供体制に関する研究 研究班
（研究代表者：横田裕行）：平成 30 年度厚生労働行政推進調査事業費補助金（地域医療基盤開発推進研究事業）

本書の執筆者

成松　英智	札幌医科大学医学部 救急医学講座
大下慎一郎	広島大学大学院医系科学研究科 救急集中治療医学
水野　浩利	札幌医科大学医学部 救急医学講座
森村　尚登	東京大学大学院医学系研究科 救急科学
坂口　嘉郎	佐賀大学医学部 麻酔・蘇生学
貞広　智仁	東京女子医科大学附属八千代医療センター 救急科/集中治療科
遠藤　　裕	新潟大学医歯学総合研究科 救命救急医学分野
黒田　泰弘	香川大学医学部 救急災害医学講座
川前　金幸	山形大学医学部 麻酔科学講座
土井　研人	東京大学大学院医学系研究科 救急科学
井上　貴昭	筑波大学医学医療系 救急・集中治療医学/筑波大学附属病院 救急・集中治療科
織田　　順	東京医科大学病院 救命救急センター
	日本熱傷学会　東京オリンピック・パラリンピック開催準備特別委員会
佐々木淳一	慶應義塾大学医学部 救急医学
	日本熱傷学会　東京オリンピック・パラリンピック開催準備特別委員会
櫻井　　淳	日本大学医学部救急医学系 救急集中治療医学分野/日本大学病院 救急科
大友　康裕	東京医科歯科大学 救急災害医学分野
	日本外傷学会　東京オリンピック・パラリンピック特別委員会
奥村　　徹	公益財団法人 日本中毒情報センター
	日本中毒学会　化学テロ対応等に関する準備・特別委員会
三瀬　雅史	公益財団法人 日本中毒情報センター　大阪中毒110番
吉岡　敏治	公益財団法人 日本中毒情報センター
加来　浩器	防衛医科大学校 防衛医学研究センター 広域感染症疫学・制御研究部門
	日本環境感染学会　東京2020大会対策委員会
桑名　　司	日本大学医学部附属板橋病院 救命救急センター
植松　悟子	国立成育医療研究センター 救急診療科
竹上　徹郎	京都第一赤十字病院 救命救急センター
高階謙一郎	京都第一赤十字病院 救命救急センター
小谷　穣治	神戸大学大学院医学研究科外科系講座 災害・救急医学分野
笠岡　俊志	熊本大学病院 災害医療教育研究センター
小林　道生	石巻赤十字病院 救命救急センター
廣田　篤史	国立循環器病研究センター 小児循環器内科/新生児小児集中治療室
黒嵜　健一	国立循環器病研究センター 小児循環器内科/新生児小児集中治療室
古家　信介	大阪市立総合医療センター 救命救急部
重光　秀信	東京医科歯科大学大学院医歯学総合研究科 生体集中管理学分野
森口　武史	山梨大学医学部 救急集中治療医学講座

第 1 章

集中治療室（ICU）のための災害時対応と準備についてのガイダンス

本ガイダンスの使い方

ガイダンスの位置付け

　2020年東京オリンピック・パラリンピックの開催が迫っている．スポーツイベントなどで事態が発生すると多数の傷病者が発生し，病院は対応を迫られる．一般的に，重症者の数は軽症・中等症者の数より少なく，集中治療室（ICU）がこの対応を迫られるリスクは高くない．しかし，リスクが低いばかりに備えは十分に進められておらず，いったん対応が必要になるとICUは極めて困難な状況に置かれることは明らかである．

　本ガイダンスは，ICUへの多数重症患者受入れのニーズが発生した際の，ICUにおける望ましい対応について具体的に説明するものである．

対応する災害

　本ガイダンスは，多数傷病者事故（mass casualty incident：MCI）発生時のICU対応をターゲットとしている．

　したがって，大規模自然災害でライフラインが途絶したような，機能が低下したICUでの対応は十分に想定していない．

ガイダンスの構成とコンセプト

　本ガイダンスでは，ICUが実施するべき対応を8つの項目に分け，まとめている．さらに，それぞれの8項目を2つの視点に整理し明示した．1つ目は事案発生時の対応について，2つ目は事案発生時の対応を円滑に行うための事前の準備についてである．事前の準備については，必要な備えをチェックリストとして提示し，各病院の対応準備を直接的にチェックしながら活用いただけるようにした．

　なお，本ガイダンスは章末の文献などを参考とし，これには多くの海外の知見が含まれているが，わが国の社会・医療機関の実情に沿い，かつ使用可能な内容となるよう留意して作成した．また，緊急事態時でも，短時間に情報取得が可能な書式として提示している．

ガイダンスの用語

緊急時総合調整システム：ICS（Incident Command System）
緊急事態下における組織行動を事態の展開に応じて臨機応変に変化させ対応していくことができる標準化された危機管理対応システム．

災害対策本部
大きな災害が発生した際に，その対応を推進するために臨時で設置される機関．
国，地方自治体，病院のレベルに応じてそれぞれの災害対策本部が設置される．

事業継続計画：BCP（Business continuity planning）
災害，事故など緊急事態に遭遇した場合に被害を最小限にとどめ，事業活動の継続，早期復旧を行うために事前に策定する行動計画．

多数傷病者事故：MCI（mass casualty incident）
地域の救急医療体制において通常業務の範囲では対応できないような多数の重症傷病者への対応が必要となる事故や災害．

リバーストリアージ：reverse triage
通常のトリアージは緊急度の高い重症者を選別するが，リバーストリアージは緊急度の低い軽傷者を選別する．災害時においては重症度の低い患者を安全に早期退院させ，重症者用に病床を空けることとしてリバーストリアージが行われる．

ICU 拡張
ICU の規定病床以上に ICU ベッド数を拡張させること．

ICU トリアージ
患者の重症度に基づいて，ICU 治療の優先度を決定して選別を行うこと．

Space
場所．ICU のベッド数，施設環境．

Staff
職員．ICU 業務に係る職員スタッフ．

Stuff
医療機器・薬剤・資材．ICU 業務に要する資機材の供給．

Surge
群衆などの殺到．重症傷病者が多数押し寄せること．

Surge Capacity
殺到する多数の重症傷病者に対応する能力．

1. 指揮系統の確立と災害対応マニュアルの策定

対応と準備のポイント（推奨と提案）

- 災害対策本部のメンバー内に ICU コアメンバーが入る.
- ICU 内各職種のリーダーで構成されるリーダーチームを作る.
- リーダーチームは ICU 内での情報のうち必要なものを ICU コアメンバーに伝達する.
- リーダーチームは ICU コアメンバーからの情報を各職種の ICU スタッフに伝達する.
- 地域防災計画に基づいて ICU 災害対応マニュアルを作成する.
- ICU 災害対応マニュアルは訓練を通じて定期的な見直しを行う.

概　　説

1. MCI 発生時の ICU での指揮命令系統

ICU コアメンバー

↓↑

ICU リーダーチーム

↓↑

ICU スタッフ

1 ICU コアメンバー

ICU 室長，看護師長など.

→ 院内災害対策本部内へ.

- ICU リーダーチームから送られてきた情報を災害対策本部内へ反映させる.
- 近隣 ICU や院内他部門とのコミュニケーションを取る.
- インフラの調整.

2 ICU リーダーチーム

医師，看護師，薬剤師，臨床工学技士，理学療法士など各職種のリーダーで構成されるチーム.

- ICU 内での様々な情報（ベッド状況，他院に転送が必要な患者の情報，スタッフの不足，必要資機材の不足など）をチーム内で共有し，必要な情報を災害対策本部内の ICU コアメンバーに伝達する.
- 各職種のリーダーは，ICU コアメンバーから送られてきた災害対策本部の情報をリーダーチーム内で共有し，さらに，その情報が必要な各職種の ICU スタッフに伝達する.
- スタッフに適切に仕事を割り振る.
- 勤務スケジュールを作成する.
- 集中治療を専門としない応援スタッフの教育や見守り（精神・感情のモニタリングを含む）.

2. ICU 災害対応マニュアルの策定

1 基本方針

- 地域防災計画に基づき，自施設に与えられた役割に応じた活動を行うためのマニュアルを策定する.
- 院内災害対応マニュアルとの整合性を取る. このため院内災害対応マニュアル策定の際に ICU のコアメンバーがこれに参画する.

2 策定時の注意点

- マニュアルには災害のフェーズ（平常時，発災中，回復期）ごとにすべての仕事を明らかにして，すべての仕事の責任の所在を明示するようにする．

3 策定後の注意点

- マニュアルは訓練を通じて定期的な見直しを行う．

対応準備のためのチェックリスト

番号	災害時に行うこと	事前に準備しておくこと	誰が	関連する者	達成度
1	ICU コアメンバーは災害対策本部内へ	災害対策本部に入る ICU コアメンバーを決めておく	ICU 室長，看護師長	ICU リーダーチーム	☐
2	ICU リーダーチームの作成	ICU リーダーチームのメンバーを決めておく	ICU 室長，看護師長	ICU スタッフ	☐
3	ICU リーダーチーム内での代表者を決める	ICU リーダーチーム内での代表者の職種を決めておく	ICU 室長，看護師長	ICU リーダーチーム	☐
4	スタッフへの仕事の割り振り	災害のフェーズごとのすべての仕事を明らかにしておく	ICU リーダーチーム	ICU スタッフ	☐
5	勤務スケジュールの作成		ICU リーダーチーム	危機管理委員など	☐
6	集中治療を専門としない応援スタッフの教育		ICU リーダーチーム	ICU スタッフ	☐

2. 院内の連携と Surge への対応

対応と準備のポイント（推奨と提案）

● 院内連携のため，ICU 災害対応マニュアルを策定，院内に周知，コンセンサスを得る．
● MCI の規模に応じた ICU の段階的な Surge Capacity を計画する．
● MCI 発生時の集中治療トリアージについて，ICU 災害対応マニュアルに記載する．

概　　説

1. Surge Capacity とは

　MCI 発生時に来院する多数の重症傷病者（Surge）に対応する能力を Surge Capacity といい，場所（Space），人員（Staff），医療器材・機器・薬剤（Stuff）に分けて，MCI の規模に応じて計画する．標準，非常事態，危機的レベルの 3 段階的に分けた災害時の例を下表に示す．

レベル	標　準	非常事態	危機的
目標人数 （通常の）	少なくとも ×1.2 倍（20％）	少なくとも ×2 倍（100％）	少なくとも ×3 倍（200％）
達成目標時間	2 時間以内	12 時間以内	48〜72 時間以内
Space（場所）	ICU 内スペースの 最大活用	ICU 外も利用 HCU・術後回復室・他中央診療 部門病床・一般病棟重患室など	ICU 外も利用 一般病棟
Staff（職員）	ICU 職員召集	患者/看護師比の増加 職種間の権限移譲	絶対的 ICU 職員不足 ICU 以外職員の活用 職種別の診療・処置拡大
Stuff （医療機器・薬剤・資材）	院内在庫器材活用 災害用備蓄器材活用	節約・代用・転用 再利用	絶対的資機材不足 再配分（県・国単位）
提供可能な診療レベル	標準（平時と同等）	ほぼ標準	標準以下
不足医療資源の供給元	郡・市・地域	県・地方	国・国際的

（文献 1 より引用改変）

2. 集中治療（ICU）トリアージ

　集中治療を含めた確定的治療の優先順位を決定するトリアージ，現時点で確立された ICU トリアージのプロトコールは存在しない．一例として，パンデミック時の Ontario プロトコールを示す．本トリアージは ICU 入室時だけではなく，特定の時間をおいて行われ，ICU 退出や新たな ICU 入室の根拠となる．以下の ①〜③のステップに基づいて行われる．

① ICU 入室基準に該当すること（A or B に該当）

A：人工呼吸器管理が必要
・低酸素血症
　（非再呼吸マスク使用下 Spo_2 ＜ 90%）
・呼吸性アシドーシス（pH ＜ 7.2）
・気道確保が必要
B：低血圧
　（収縮期血圧＜ 90mmHg ＋ ショック症状）

② ICU 入室除外基準（以下）に該当しないこと

・病態が重篤で転帰不良
　重症外傷，広範囲熱傷・気道熱傷，蘇生後など
・医療資源が枯渇して集中治療不可
　血液浄化，人工呼吸器など
・基礎疾患により転帰不良
　高度心不全・肝不全・呼吸不全，転移性悪性腫瘍，重度認知症，不可逆性の脳・神経筋疾患など

③　minimum qualifications for survival（MQS）ツール（優先順位付けツール）

	初期評価	48 時間後評価	120 時間後評価	優先順位・対応
青	・除外基準に該当* ・SOFA スコア＞ 11*	・除外基準に該当* ・SOFA スコア＞ 11* ・SOFA スコア＝ 8〜11 で変化なし	・除外基準に該当* ・SOFA スコア＞ 11* ・SOFA スコア＜ 8 で変化なし	・内科的治療 ・必要に応じて緩和ケア ・ICU 退出
赤	・SOFA スコア≦ 7 ・1 臓器機能不全	・SOFA スコア＜ 11 で改善傾向	・SOFA スコア＜ 11 かつ進行性に改善	・ICU 入室最優先
黄	・SOFA スコア ＝ 8〜11	・SOFA スコア＜ 8 で変化なし	・SOFA スコア＜ 8 かつ改善傾向（＜ 3 点/直近 72 時間）	・ICU 入室考慮
緑	・臓器機能不全なし	・人工呼吸器不要	・人工呼吸器不要	・ICU 入室延期（初期評価時） ・必要に応じて再評価（初期評価時） ・ICU 退出

SOFA：sequential organ failure assessment[3].　　　　　　　　　　　　　（文献 2 より引用改変）
*：ICU 入室除外基準あるいは SOFA スコア＞ 11 に該当すれば直ちにコードを青に変更する.

🖝対応準備のためのチェックリスト🖝

番号	災害時に行うこと	事前に準備しておくこと	誰が	関連する者	達成度
1		・病院災害対応マニュアルに MCI 発生時の ICU の役割を明確に記載する ・ハザードマップなどにより，災害の種類，傷病者数と重症度を予測する	病院長，病院災害対策委員会，ICU 室長	病院全職員	☐
2	現実の ICU 需要を評価，ICU の段階的な Surge Capacity 計画を実行する	MCI の規模に応じた段階的な Surge Capacity を計画する	病院長，ICU 室長，ICU 関連部門長	ICU スタッフ，ICU 関連部門長および職員，災害対策本部	☐
3	集中治療トリアージを行い，ICU を効果的に運用する	・集中治療トリアージの担当者およびチーム，さらにプロトコールを決定，ICU 災害対応マニュアルに記載する	トリアージ担当者，ICU 室長，病院長（災害対策本部長）	ICU スタッフ，ICU 関連部門長および職員，災害対策本部	☐

3．Space

対応と準備のポイント（推奨と提案）

- MCI 発生時の surge capacity の対応での ICU 運用に関し病院ごとに以下の要素を含む計画を作成し病院の災害対応マニュアルに組み込んでおく．
  - ▶災害時の ICU 入室基準を決めておく．
  - ▶災害時の一般病棟への退室基準を決めておく．
  - ▶ ICU 拡張ベッドの運用を行う．
  - ▶複数 ICU がある際には統合運用する事前計画を作成しておく．
- ICU 拡張ベッドで受け入れた症例に関し，その後の evacuation（避難，転送）をコーディネートする地域レベルでの災害対策本部などのシステムが必要である．

概　説

1．災害時の ICU の確保に関する流れ

発災前に病院内でマニュアル化して準備

↓　発災後

- 災害時の退出基準に従い ICU の患者を一般病棟へ移送し，災害傷病者に備えてベッドを確保する
- 傷病者の人数が多数の場合は，手術室など予め予定されていた場所に ICU 拡張を行う
- 救命救急センター ICU，術後 ICU，CCU といった異なる ICU が病院内にある場合は，病院内災害対策本部の指示で ICU の統合運用を行う
- 場合によっては安定している患者の帰宅を考えるなどのリバーストリアージ（reverse triage）も考慮する

↓　ICU 入室後

災害の種類（爆傷，熱傷，中毒など）により異なる集中治療に対応する

↓　ICU 入室後に一定時間が経過

- 状態を安定化させて拡張 ICU などで治療を行った症例に対し転送を考慮する
- 転送にあたって地域行政などの担当部署に連絡を取り，転送先や転送方法を決定する
- 転送該当症例の移送にあたっての準備を行う

☞対応準備のためのチェックリスト☜

番号	災害時に行うこと	事前に準備しておくこと	誰が	関連する者	達成度
1	ICU 入室	基準を作る，マニュアル化する	ICU 部長	病院長	☐
2	ICU 退出	基準を作る，マニュアル化する	ICU 部長	病院長	☐
3	ICU 拡張	どこに作るかを決めておく，マニュアル化する	ICU 部長	病院長	☐
4	ICU 統合運用	マニュアル化する	各 ICU 部長，病院長	病院長	☐
5	オプション 一般病棟を空ける （reverse triage）	マニュアル化する	病院長	病院長	☐
6	状態安定後の後方搬送	地域での決めごとをマニュアル化する．コーディネーションシステムが必要	地域責任者，消防などの関連組織	ICU 部長，病院長	☐

4．Staff

> **対応と準備のポイント（推奨と提案）**
> - MCI 発生時の surge capacity における ICU 運用に際し，職員配置に係る以下の要素を含む計画を作成し，実災害時にはそれを基に柔軟に対応する．
>   - ▶ ICU リーダーチームを編成し，その役割を明確にする．
>   - ▶ ICU 以外の職員の応援体制を構築する．
>   - ▶応援者を含めた階層型職員配置（Tiered Staffing）による運用を行う．
>   - ▶災害の種類に応じた専門家チームを事前に準備する．

概　説

1．ICU リーダーチームの編成
1 構　成
- ・ICU 室長（医師）
- ・看護師長
- ・薬剤師
- ・臨床工学技士
- ・理学療法士　など

※平時から編成しておく．

※複数の ICU を有する病院ではそれぞれの ICU のリーダーチームを編成．

2 運　用
- 各々の構成員の役割を明記しておく．
- 時間外に発災した場合，夜勤・当直者が権限を委譲され，該当する役割を担う．より上位のスタッフが緊急登院するたびにリーダーチームの役割が上位の者に移り，補佐的な役割が充足していく．

2．ICU 以外の職員の応援体制の確保
- 病院として必要なスタッフの支援を行うというポリシーの共有が重要．
- 各診療科，研修医，医学生，看護学生，ICU 以外の看護師，薬剤師などからの応援体制を考慮．

- 全病院対応における ICU の役割や段階的な ICU 拡張の考え方などについて，事前の教育研修体制が不可欠．

3．階層型職員配置（Tiered Staffing）
- 応援者を含めた ICU 運用体制を構築．

（例）

　ICU 看護師 1 人をリーダーとし，その下に応援の他部門の看護師 3 人を配置して 1 ユニットとする．

4．災害の種類に応じた専門家チームの準備
（例）
- 地震 –（外傷）外科医，整形外科医，腎臓内科医．
- パンデミック – 呼吸器内科医，感染症チーム．
- 台風・洪水 – 転院計画のための専門家．
- 生物テロ – 感染症科医，感染対策の専門家．
- 熱傷 – 熱傷専門医，皮膚科，形成外科，その他創処置の専門家など．

☝対応準備のためのチェックリスト☝

番号	災害時に行うこと	事前に準備しておくこと	誰が	関連する者	達成度
1	ICU リーダーチームの立ち上げ	プロトコールやアクションカードを作成する．特に指揮・情報伝達経路，内外の連絡手段の明示	ICU 部長（対応する委員会の設置は必須）	看護師長，薬剤師・臨床工学技士・理学療法士などの代表者	☐
2	ICU 以外の職員の ICU への応援要請と職務割当	プロトコールやアクションカードを作成する．教育・研修計画を作る	ICU 部長，看護師長（対応する委員会の設置は必須）	病院長，管理部長，看護部長，部門責任者	☐
3	応援者を含めた運用のための階層型職員配置とそれに基づく運用	チーム編成にあたっての ICU スタッフと応援者との人員の比率や指示・連絡体制に係るプロトコールやアクションカードを作成する．運用にあたって以下を準備する：スタッフの識別手段（ベスト・紐など），情報カード（疾患，ワークフロー，転院・退院），チームミーティング，ICU 患者の日々の優先度に係る再評価とその記録シート，業務マニュアルなど	ICU 部長，看護師長（対応する委員会の設置は必須）	病院長，管理部長，看護部長，部門責任者	☐
4	専門家チームの準備	マニュアル化する	ICU 部長，看護師長（対応する委員会の設置は必須）	病院長，管理部長，看護部長，部門責任者	☐

5．Stuff

対応と準備のポイント（推奨と提案）

● 予め推計した，医療資機材や薬剤の在庫数に応じた対応可能患者数について確認する．災害の種類や規模などの情報を病院災害対策本部から得る．これらからICUの資機材確保方針を決定する．

● 予め類型化した優先度に応じて，不足医療資機材や薬剤の供給を依頼する．

● 薬剤の不足が明らかな場合，代替薬剤や経腸投与への変更について検討する．

概　　説

1．資機材・薬剤の確保方針の決定

＜供給＞	＜需要＞
医療資機材や薬剤の在庫数を再確認	災害の種類，規模，傷病者数情報により必要量を推計
（事前の定数把握に基づき）	（病院災害対策本部から）

確保方針の決定

・不足医療資機材・薬剤の同定と緊急確保

2．不足する医療機器・材料・薬剤の推計と供給増加策

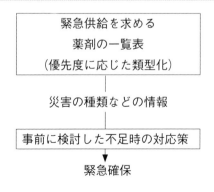

緊急供給を求める
薬剤の一覧表
（優先度に応じた類型化）

↓

災害の種類などの情報

↓

事前に検討した不足時の対応策

↓

緊急確保

3．使用抑制と再配分

・不足が予測される薬剤の情報を，薬剤部と共有する．

・代替薬について，薬剤部から助言を得る．

・代替投与方法についても検討する．

4．特殊災害時の対応

・中毒，呼吸器疾患，熱傷などによるMCI発生時には，追加の対応が必要となるので，病院災害対策本部を通じ，災害の種別の確認を進める．

・医療資機材や薬剤が不足しないと確認できない場合は，緊急確保を先回りして行うことを考慮する．

質の向上を目指すには

・代替薬剤の使用などによっても薬剤の不足が明らかな場合，薬剤部による処方権限の限定が必要とされる．これについて，薬剤部とICUとの間で事前の取り決めをしておくことが望まれる．

☞対応準備のためのチェックリスト☜

番号	災害時に行うこと	事前に準備しておくこと	誰が	関連する者	達成度
1	確保方針の決定	医療資機材や薬剤の在庫数を把握しておく（中毒，呼吸器疾患，熱傷を含む）	ICU 部長	薬剤部長，医療材料部長	☐
2		定数に応じた ICU 対応可能患者数を推計しておく	ICU 部長	病院長	☐
3	優先度に応じた医療資機材，薬剤の確保	医療資機材や薬剤の流通経路を把握し，不足時の対応策を確認しておく	ICU 部長，薬剤部長，医療材料部長		☐
4		緊急時に供給を求める薬剤の一覧表（優先度に応じた類型化も）を作成しておく	ICU 部長	薬剤部長，医療材料部長	☐

6．地域との連携

対応と準備のポイント（推奨と提案）

- 院内対処不能な ICU 適応患者過剰時には，患者再配分（後方搬送）を試みる．
- 地域内病院 ICU，関係機関の該当部局などとの連携・連絡体制を確立する．
- 地域内で ICU 患者の受入可能・移動希望状況，施設被災状況などの情報交換を行う．
- 院内・外の情報を総合し，自院 ICU の対応（患者受入・後方搬送など）を決定する．
- 他院との患者移動に関する連絡は，自院災害対策本部の確認・承認を得る．

概　　説

1．ICU 適応患者過剰時の対応

```
┌────────────────────────┐
│ 1 院内対処（ICU 増床）  │
└────────────────────────┘
            ↓
┌────────────────────────┐
│ 2 患者再配分（後方搬送）│
│ ・目的：医療需給バランス是正 │
│ ・最大数傷病者への最高医療効率 │
│ ・地域内連携が前提       │
└────────────────────────┘
```

2．地域内医療連携

1 平時からの連携・連絡体制構築
2 実働的な連絡体制と具体的な連絡窓口（部局，担当者など）の事前確定
3 連携対象

- 他病院 ICU・救急部門
- ICU を持たない重症患者受入可能病院
- 行政保健衛生・危機管理（消防）部局
- 災害医療対策本部，DMAT 本部など

3．地域内情報交換（収集・発信）

施設情報	自院・他病院 ICU の運用状況・診療機能，平時専門・不得意領域，被災状況など
患者情報	自院・他病院 ICU の診療状況，収容可能病床数，転院希望
伝達手段	電話，インターネットなど，地域内 ICU と共通使用可能な電子カルテシステム，災害時転院用 ICU カルテ

4．自院 ICU の対応の決定

```
┌────────────────────────┐
│ ・院内・外の情報を総合    │
│ ・病院災害対策本部・行政の方針 │
│ ・最大数傷病者への最高医療効率 │
└────────────────────────┘
            ↓
┌────────────────────────┐
│ ・災害時対応（受入，後方搬送，等）を決定 │
│ ・自院災害対策本部との運営方針の乖離に注意 │
└────────────────────────┘
```

5．病院間の患者移動（要請・受入）

1 連絡経路

- 病院災害対策本部経由が原則．
- ICU 間直接連絡による転院の場合は，自院災害対策本部の確認・承認を取得．

2 依頼対象

災害時相	依頼先	注意点
発災直後の混乱期	相手病院へ直接依頼	搬送手段の自力確保
行政災害対策本部設置後	DMAT 本部など	混乱時には相手病院へ直接依頼

質の向上を目指すには

- 平時からの地域内連携体制準備が肝要．
- 地域内 ICU 共通電子カルテシステムおよび災害時転院用 ICU カルテが有用．

ガイダンス使用上の注意点

決定には自院災害対策本部との意思疎通に注意．

☞対応準備のためのチェックリスト☜

番号	災害時に行うこと	事前に準備しておくこと	誰が	関連する者	達成度
1	ICU適応患者過剰時の対応を開始する	① 院内での臨時ICU増床計画	集中治療室長	病院長，自院災対本部	☐
2		② 患者後方搬送（患者再配分）計画の開始条件設定	集中治療室長	病院長，自院災対本部	☐
3	地域内医療連携・連絡・情報交換体制を構築する	連携対象の決定	集中治療室長	病院長，自院災対本部，他病院ICU，行政担当部局，DMAT本部など	☐
4		連携対象の連絡窓口（部局，担当者など）の確定	集中治療室長	自院災対本部，連絡窓口担当者	☐
5		地域内ICUと共通使用可能な電子カルテシステム，災害用ICUカルテ	集中治療室長	連携病院ICU	☐
6	地域内情報交換（収集・発信）	収集・発信する情報項目・内容（施設情報，患者情報）および伝達手段	集中治療室長	自院災対本部，連携病院の連絡窓口	☐
7	自院ICUの対応の決定	決定時の自院災対本部との調整・確認事項	集中治療室長	自院災対本部	☐
8	他院間の患者移動（要請・受入）	連絡手段の確認 ・自院災対本部経由連絡 ・直接連絡	集中治療室長	自院災対本部，連携病院ICU	☐

災対本部：災害対策本部.

（文献4，5を参考にして作成）

7．災害時における情報伝達と管理

対応と準備のポイント（推奨と提案）

- 十分な情報管理計画なしに，適切な ICU 患者ケアを行うことは不可能．
- 災害時の情報管理計画は，内部のみでなく，外部（公的機関・メディア）との連携方法も含めて策定する．
- 情報連携手段には，ハイテクもローテクも含め様々な方法を活用する．
- 患者情報管理（患者追跡，診療記録）を複数の方法を用いて確立する．
- 家族・メディアとの円滑な情報連携を心がける．
- 患者・家族や社会への影響を緩和するリスク情報管理を行う．
- 情報管理は複雑になり過ぎないようにする．

概　　説

1．十分な情報管理計画

① 災害の発生時刻・場所・状況？
② 現場の被害者？
③ 傷病情報・重症度・内科系/外科系？
④ 患者のニーズ？
⑤ 救助者への危険性（化学汚染）？
⑥ 政府や海外機関からの援助？
⑦ 情報供給？

2．内部・外部の情報連携

内部	外部
コマンド組織内縦横・上下の連携患者・家族	組織・病院責任者 公共機関 メディア

3．ハイテク・ローテクの活用

ハイテク	ローテク
E-mail・SNS・インターネット電話・無線・GPS・衛星電話	紙カルテ・タグ

4．患者情報管理

簡便性・リアルタイム・クラッシュしにくいシステム・紙によるバックアップ

5．メディアとの情報連携

① 公的な情報提供
② 定期的な会議開催
③ 一般市民の情報確認
④ 不適切な憶測・偏見の抑制
⑤ メディア記事の正確性の監視

6．リスク情報管理

提供内容
① 予測されるアウトカム（災害タイプ，大きさ，重症度） ② 重要なガイダンス（避難，投薬または予防接種の推奨）

質の向上を目指すには

- 非災害時の準備・訓練．
- 通信インフラ時の対策策定．
- 情報端末の拡張性向上．
- バッテリー寿命・停電対策．
- 情報テンプレートの作成．

ガイダンス使用上の注意点

- 災害対応マニュアル整備と実践的訓練の反復が重要．

👈対応準備のためのチェックリスト👉

番号	災害時に行うこと	事前に準備しておくこと	誰が	関連する者	達成度
1	ICU 運用に必要なスタッフの人員確保をする	人員不足時のスタッフ追加のための連絡方法について，E-mail や SNS も利用できるようにしておく	ICU 室長	病院長	☐
2	ICU と院内他部署との情報連携手段を確立する	災害時における ICU と院内のコミュニケーション方法（通信手段）を確立する	ICU 室長，病院長		☐
3	ICU と院外施設（他院，地域災害対策本部など）との情報連携手段を確立する	災害時に地域の他病院 ICU と情報連携するため，電話や紙媒体以外の複数の通信手段を確立する（FAX, E-mail, SNS, インターネット電話，テレビ電話，無線電話，GPS, 衛星通信機器など）	ICU 室長，病院長		☐
4	患者情報の管理方法を確立する	災害時における患者の追跡方法や診療記録管理について，電子カルテ以外に複数の手段を確立する（紙カルテ，タグなど）	ICU 室長，病院長		☐

通信手段	特 性	メリット	デメリット
電話	電話回線による音情報	簡便，高い普及度	画像不可，記録不可
テレビ電話	電話回線による音・画像情報	高い視認性	記録不可
FAX	電話回線による文字情報	記録可	既読確認不可
E-mail	インターネット回線による文字・画像情報	多い情報量	既読確認不可，煩雑な入力
SNS	インターネット回線による文字情報	簡便な入力	少ない情報量
インターネット電話	インターネット回線による音情報	電話不通時の代替	画像不可，記録不可
無線電話	無線による音情報	電話不通時の代替	画像不可，記録不可
GPS	衛星通信による位置情報	複数同時把握可	一方向性
衛星通信機器	衛星通信による音・画像情報	安定した通信	低い普及度，高価
紙カルテ	アナログによる文字情報	専用機器不要	煩雑な管理
タグ	アナログによる文字情報	専用機器不要	少ない情報量

8. 倫理的側面

対応と準備のポイント（推奨と提案）

- 事前に倫理的問題を考慮した ICU の災害対策計画を立案しておく.
  以下の事柄について，倫理的な面から検討しておくべきである.
  - 災害時に遭遇する可能性のある，倫理的・法的問題.
  - 医学的な決断を下す際の方針（集団に対してと個々の症例に対して）.
  - 人的資源の問題（人数不足・マンパワー不足）.
  - トリアージ・治療の優先順位決定の方針.
  - 面会制限や隔離措置の適応.
  - 医療スタッフとその家族に対するサポート.
- 発災後は，事前に策定された計画に沿って活動を行う.

概　説

1. 発災前：事前の計画立案

考慮すべき事柄	事前対策
計画の公平性	病院外からの人材（法律や倫理の専門家，地域の代表者）も災害対策計画策定に参加
法的な問題	災害時には対処困難．事前に備えておく
限られた医療資源	優先順位をつける方針を確認（病院の人材・機材・行われる医療手技などの配置や患者のプライバシー保護策）
トリアージの方法	ICU ケアが必要な患者層の想定や医療従事者への優先的なトリアージを考慮
隔離措置	場所・適応・責任者を決定
医療スタッフ	労働力維持の観点から，スタッフとその家族へのサポート体制を整える

↓

2. 発災後：計画に沿った活動

事前計画が実際の活動を容易にする

質の向上を目指すには

- 誰が見てもわかるような明確な計画.
- 職員への事前説明・教育（それぞれの役職の役割と責任，災害関連の法的なケースについて）.
- ケースシナリオを使用した訓練.
- 災害対策計画の定期的な見直し・改定.

ガイダンス使用上の注意点

- 災害対策マニュアルを整備する際に，法律・医療倫理や患者団体，地域コミュニティーの代表者など，院外のどの分野の専門家にどの程度関わってもらうかを事前に決定しておく.
- 作成したマニュアルは公衆の目を意識して透明性を担保するべきである.
- マニュアルには，地域社会からの理解を得ておく.

👉対応準備のためのチェックリスト👈

番号	災害時に行うこと	事前に準備しておくこと	誰が	関連する者	達成度
1	限られた医療資源を的確に配分してICU活動を行う	資源配分の優先順位を決定しておく（医療手技・薬剤・生命維持装置・人員の配置，患者のプライバシー保護） 災害対策計画の策定では， ①医療以外の（主に法的）問題への対処 ②公平性の担保 が必要であり，施設外から法律・倫理の専門家や地域の代表者にも参加してもらい評価を受ける．また，結果を公表する	集中治療室長，病院長	倫理委員会 外部からの参加者（法律・倫理の専門家，地域コミュニティーの代表者など），病院広報担当者，地域住民	☐
2	明確な方針を持ってトリアージ，隔離処置を行う	トリアージの方法（ICUケアの必要な患者層の想定，医療従事者への優先的なトリアージを含む），隔離措置の詳細（場所，適応，責任者）を決定しておく 外部の評価を経て決定されたトリアージの原則や隔離基準などを院外に周知しておく	集中治療室長，病院長	倫理委員会 外部からの参加者，病院広報担当者，地域住民	☐
3	ICUスタッフとその家族へのサポートを行う	発災時におけるスタッフとその家族へのサポート策は労働力確保の面からも重要であり，事前に決定しておく	集中治療室長，病院長	倫理委員会	☐

■　文　献　■

1）Hick JL, Einav S, Hanfling D, et al：Surge capacity principles：care of the critically ill and injured during pandemics and disasters：CHEST consensus statement. Chest 2014；146：e1S-e16S

2）Christian MD, Hawryluck L, Wax RS, et al：Development of a triage protocol for critical care during an influenza pandemic. Appendix 2. CMAJ 2006；175：1377-81

3）Vincent JL, Moreno R, Takala J, et al：The SOFA（sepsis-related organ failure assessment）score to describe organ dysfunction/ failure. Intensive Care Med 1996；22：707-10

4）Farmer JC, Wax RS, Baldisseri MR, et al：Preparing Your ICU for Disaster Response. IL, Society of Critical Care Medicine, 2013

5）札幌医科大学附属病院災害対応マニュアル．2019

◆　参考にした文献，資料，web サイト　◆

・Farmer JC, et al：Preparing Your ICU for Disaster Response. IL, Society of Critical Care Medicine, 2013

・厚生労働科学研究：分担研究 -BCP の考え方に基づいた病院災害対応計画作成の手引き．東日本大震災における疾病構造と死因に関する研究．2014

・Hick JL, et al：Surge capacity principles：care of the critically ill and injured during pandemics and disasters：CHEST consensus statement. Chest 2014；146（Suppl 4）：e1S-e16S

・Hick JL, et al：Chapter 2. Surge capacity and infrastructure considerations for mass critical care. Intensive Care Med 2010；36（Suppl 1）：S11-S20

・Daugherty EL, et al：Preparing your intensive care unit to respond in crisis：Considerations for critical care clinicians. Crit Care Med 2011；39：2534-9

・Institute of Medicine Committee：Guidance for Establishing Crisis Standards of Care for Use in Disaster Situations：A Letter Report. Washington, DC, National Academies Press, 2009

・佐々木勝：災害発生時の集中治療室の役割．ICU と CCU 2013；37：183-9

・Frogel M, Flamm A, Sagy M, et al：Utilizing a Pediatric Disaster Coalition Model to Increase Pediatric Critical Care Surge Capacity in New York City. Disaster Med Public Health Prep 2017；11：473-8

・Kelen GD, McCarthy ML, Kraus CK, et al：Creation of surge capacity by early discharge of hospitalized patients at low risk for untoward events. Disaster Med Public Health Prep 2009；3：S10-S16

・Parrish JS, Kashuk JL：Chapter two：Assessing your ICU：are you ready to respond to disaster? Preparing your ICU for disaster response. Farmer JC, et al ed, Society of Critical Care Medicine, 2012

・祖父江和哉：第 2 章大規模集中治療に向けてのキャパシティー拡張とインフラ拡張の考慮．インフルエンザ大流行や大災害時の集中治療室と病院における対策のための推奨手順と標準手順者．日本集中治療医学会危機管理委員会 編，日本集中治療医学会，2012；13-24

・Advanced Life Support Group,（MIMMS 日本委員会 監訳）：Hospital MIMMS 大事故災害への医療対応 - 病院における実践的アプローチ．大阪，永井書店，2009

・Geiling J ed：Fundamental Disaster Management（3rd ed）．Society of Critical Care Medicine, 2009

・The Task Force for Mass Critical Care：Special populations care of the critically ill and injured during pandemics and disasters：CHEST consensus statement. CHEST 2014；146：e75S-e86S

・European Society of Intensive Care Medicine's Task Force for intensive care unit triage during an influenza epidemic or mass disaster：Chapter 4. Manpower. Intensive Care Med 2010；36（Suppl 1）：S32-S37

・Members of Society of Critical Care Medicine Taskforce on ICU Staffing：Intensivist/Patient Ratios in Closed ICUs：a statement from the Society of Critical Care Medicine Taskforce on ICU Staffing. Crit Care Med 2013；41：638-45

・札幌医科大学附属病院災害対応マニュアル．2019

・King MA, Niven AS, Beninati W, et al：Task Force for Mass Critical Care；Task Force for Mass Critical Care：Evacuation of the ICU：care of the critically ill and injured during pandemics and disasters：CHEST consensus statement. Chest 2014；146：e44S-e60S

・Geiling J, Burkle FM Jr, West TE, et al：Task Force for Mass Critical Care；Task Force for Mass Critical Care：Resource-poor settings：response, recovery, and research：care of the critically ill and injured during pandemics and disasters：CHEST consensus statement. Chest 2014；146：e168S-e177S

・Joynt GM, Loo S, Taylor BL, et al：European Society of Intensive Care Medicine's Task Force for intensive care unit triage during an influenza epidemic or mass disaster：Chapter 3. Coordination and collaboration with interface units. Recommendations and standard operating procedures for intensive care unit and hospital preparations for an influenza epidemic or mass disaster. Intensive Care Med 2010；36：S21-S31

・King MA, Dorfman MV, Einav S, et al：Evacuation of Intensive Care Units During Disaster：Learning From the Hurricane Sandy Experience. Disaster Med Public Health Prep 2016；10：20-7

・Zhuravsky L：Crisis leadership in an acute clinical setting：christchurch hospital, new zealand ICU experience following the february 2011 earthquake. Prehosp Disaster Med 2015；30：131-6

・Biddison LD, Berkowitz KA, Courtney B, et al：Task Force for Mass Critical Care；Task Force for Mass Critical Care：Ethical considerations：care of the critically ill and injured during pandemics and disasters：CHEST consensus statement. Chest 2014；146：e145S-e155S

・Taylor BL, Montgomery HE, Rhodes A, et al：European Society of Intensive Care Medicine's Task Force for intensive care unit triage during an influenza epidemic or mass disaster：Chapter 6. Protection of patients and staff during a pandemic. Recommendations and standard operating procedures for intensive care unit and hospital preparations for an influenza epidemic or mass disaster. Intensive Care Med 2010；36（Suppl 1）：S45-S54

第2章

ガイダンス解説編

1

指揮系統の確立と災害対応マニュアルの策定

対応と準備のポイント（推奨と提案）

- 災害対策本部のメンバー内に ICU コアメンバーが入る.
- ICU 内各職種のリーダーで構成されるリーダーチームを作る.
- リーダーチームは ICU 内での情報のうち必要なものを ICU コアメンバーに伝達する.
- リーダーチームは ICU コアメンバーからの情報を各職種の ICU スタッフに伝達する.
- 地域防災計画に基づいて ICU 災害対応マニュアルを作成する.
- ICU 災害対応マニュアルは訓練を通じて定期的な見直しを行う.

はじめに

災害時医療対応の原則は，CSCATTT としてまとめられる.

C：Command & Control（指揮と統制）
S：Safety（安全）
C：Communication（情報伝達）
A：Assessment（評価）
T：Triage（トリアージ）
T：Treatment（治療）
T：Transport（搬送）

最初の 4 つ，CSCA は医療マネジメントとして災害時には絶えず意識する必要がある. この中でも最初に位置付けられるのが指揮系統の確立であり，これが最も重要であることがわかる.

❶ 院内指揮命令系統

指揮命令系統については，単に自分の所属す

る集中治療室（ICU）内だけを考えても成り立たないため，院内の災害対応マニュアル，地域防災計画などを十分に理解し，その中での ICU の位置付けを認識する必要がある. このため，すべてのスタッフは院内の災害対応マニュアルを熟知していなければならない. また，ICU コアメンバーは地域の中での自施設の位置付けも認識する必要があり，地域防災計画についても熟知しておく必要がある.

● 災害対策本部のメンバー内に ICU コアメンバーが入る.

病院の災害対策本部の指揮命令系統の一例を図 1 に示す. この中の"医療担当"のところに ICU のコアメンバーが加わることになる. この医療担当に加わる ICU コアメンバーは集中治療の専門家として災害対策本部長を補佐するが，両者が良好な関係を築いていることが

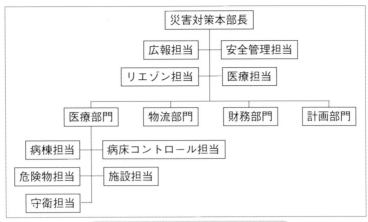

図 1　病院災害対策本部組織図の一例

実災害で大きな効果を発揮する．また，実災害時には近隣 ICU への転送や，近隣 ICU からの受け入れを行う必要があるが，これを円滑に行うためには地域の他医療機関との常日頃からの密接な連携が必須である．災害対応マニュアルの中に近隣 ICU の連絡リストを作成しておき，通信手段も明記しておく．また，同時に院内 ICU を拡張する必要もあり，この場合，院内他部門からのスタッフの応援を必要とするが，この場合にも ICU コアメンバーが他部門の責任者と良好な関係を築いていることが成功のカギとなる．どの部門から応援を受けるのか，前もって災害対応マニュアルに記載しておく．

❷ ICU 内での指揮命令系統

● ICU 内各職種のリーダーで構成される リーダーチームを作る．

　ICU 内では医師，看護師，薬剤師，臨床工学技士，理学療法士など各職種のリーダーで構成されるチームを作成し，このチームメンバーが災害時の ICU 業務を実際にコントロールすることになる．ICU 内での指揮命令の中心を担う役割であるため，患者担当から外れ指揮命令に集中するべきである．さらに，この ICU リーダーチーム内で 1 名の代表者を決める必要

があるが，前もってその職種を ICU 災害対応マニュアルに記載しておくとよい．ICU が 2 つ以上ある病院ではそれぞれの ICU にリーダーチームが必要で，大規模な病院ではさらにその代表者で構成されるチームが必要になる場合もある．

　このチームの具体的な業務としては，
・適切な仕事の割り振り
・勤務スケジュール作成
・集中治療を専門としない応援スタッフの教育や見守り（精神・感情のモニタリングを含む）
などがある．
　そもそも ICU 災害対応マニュアルには，ICU での災害対応が効果的に行われるために，すべての役割，仕事が明示されている必要がある．リーダーチームが ICU で働くすべてのスタッフの責任を負うことから，ICU で実際に働くスタッフとこのリーダーチームとの円滑なコミュニケーションが重要であることは言うまでもない．実際の多くの仕事は特別な知識や技能，態度を必要とするため，限られたメンバーにのみ対応が可能である．ICU 災害対応マニュアルに示される業務量は多くなりがちで，通常

業務を削減することも考慮する．さらに，リーダーチームのメンバーは互いの業務内容を明確に理解することで，ICU 全体の作業効率を上げる努力を行うべきである．

● リーダーチームは ICU 内での情報のうち必要なものを ICU コアメンバーに伝達する．

● リーダーチームは ICU コアメンバーからの情報を各職種の ICU スタッフに伝達する．

災害時対応に失敗する原因で最も多いのが情報伝達の不備であるとされる．災害時には通常の通信手段（院内電話や PHS）が使用可能とは限らない．通常の連絡手段が使用不能の場合，何を用いて相互に連絡を取り合うのかについて，前もって取り決めておく必要がある．そして，このような状況の場合，伝えることができる情報量は限られるため，情報の送り手は本当に必要な情報だけを送信するよう，取捨選択する必要がある．何が必要で何が必要でない情報なのかの判断は，平時からの訓練と各部門や職種間での連携が重要である．

❸ マニュアル策定時の注意点

● 地域防災計画に基づいて ICU 災害対応マニュアルを作成する．

ICU の災害対応マニュアルは，院内災害対応マニュアル同様，地域防災計画に基づいた，自施設に与えられた役割に応じたものでなければならない．このため ICU 災害対応マニュアル作成時には，院内災害対応マニュアルと整合性を取るために，院内災害対応マニュアル

と十分な摺り合わせを行う必要がある．このため ICU の災害対応マニュアルの作成チームには，集中治療のスタッフに加えて，他の部門のリーダー，特に利害関係となり得る部門の関係者を組み入れたほうがよい．そして，院内の災害対応マニュアル全体を広く俯瞰しながら，ICU の対応が病院全体の災害対応と適切に連動したものにする必要がある．

また，マニュアル作成チームが仕事をスタッフに割り振る際には，災害のフェーズ別（平常時，発災中，回復期）に割り当てるようにする．そして，この作成中のマニュアルが実際に機能するかどうかについては，専門家による継続的なモニターと指導を受ける必要がある．

作成内容について特に注意する点としては，指揮命令を担う役割のスタッフは患者担当から外れ，指揮命令に集中できるようにすること，また，実際の多くの仕事は特別な知識や技能を必要とするため，限られたメンバーにのみ対応可能であることを作成チームがよく理解しておく，ということなどが挙げられる．

● ICU 災害対応マニュアルは訓練を通じて定期的な見直しを行う．

マニュアル作成後はそれを用いた定期的な机上訓練，実地訓練を行う．そして，この訓練や実災害の経験を通して，マニュアルの内容を絶えず見直す必要がある．この作業は ICU 災害対応マニュアルを作成するチームの仕事である．絶えずより良いものに修正していく努力が必要で，この労力が並々ならぬものであることをすべての院内スタッフが理解しておく必要がある．

院内の連携と Surge への対応

❶ 院内連携の方策

　MCI 発生時に，ICU がより多くの重症傷病者を受け入れ，かつ効果的に診療するには院内の関連部門との連携が重要である．院内連携を図るには，平時において連携する部署と ICU との取り決めが必要となる．そのためには，病院災害対応マニュアルに MCI 発生時の自院 ICU の役割について明確に記載すること，さらに，少なくとも**表1**の① 〜⑦ について記載した ICU 災害対応計画の策定が前提となる[1]．

1 ICU 災害対応計画策定時の注意事項
① 責任者1名を決定，全権を持たせる．

② 病院管理者および病院災害対策委員長と MCI 発生時に自院 ICU が果たす役割とその予測される障害因子を同定，対応方法を検討する．

③ 精神医療，緩和ケア，倫理委員，救急外来，救命救急センター，麻酔科，手術部，放射線部，外傷治療の担当者を策定メンバーに加える．

④ 院内⇒病院群⇒郡・市⇒地域⇒県⇒地方⇒国の様々なレベルにおける災害・防災マニュアルと整合性を持たせる．

2 院内連携のポイント
① ICU 災害対応計画は，病院災害対応マニュ

表 1　ICU 災害対応計画の重要項目

① **傷病者数とその重症度の予測** 地域防災計画や病院のハザードマップなどにより，災害の規模や種類に応じて来院する傷病者数とその重症度の予測について記載する
② **緊急時総合調整システム**（incident command system：ICS）**に基づく指揮統制**（Command & Control）**体制** ICS に基づく指揮統制体制を構築する．指揮統制体制により，段階的かつ実務的なタスク・フォースの運用と To-do リスト作成，連絡体制が可能となる
③ **情報更新と伝達方法** 情報更新のタイミングと確実な病院内外の通信手段について記載する
④ **職員の確保**（Staff） 職種別職員のリスト作成，院外職員の召集方法，患者/看護師比，各職種内の診療・処置の拡大，職種間の診療・処置の移譲などについて記載する
⑤ **医療器材・薬剤・医療機器の確保**（Stuff） 在庫リスト作成，配分の優先順位，医療材料の節約・転用・再使用などについて記載する
⑥ **場所の確保**（Space） ICU，HCU，術後回復室，他中央診療部門病床，病棟重患室などの利用について記載する
⑦ **トリアージ** MCI 発生時の ICU 入室基準および ICU 入室除外基準，ICU トリアージについて，倫理的な側面も含めて記載する

表2　段階的な対応の目標（文献２より引用改変）

レベル	標　準	非常事態	危機的
目標人数 （通常の）	少なくとも ×1.2倍（20%）	少なくとも ×2倍（100%）	少なくとも ×3倍（200%）
達成目標時間	2時間以内	12時間以内	48〜72時間以内
Space（場所）	ICU内スペースの最大活用	ICU外も利用 HCU・術後回復室・他の中央診療部門病床・一般病棟重患室など	ICU外も利用 一般病棟
Staff（職員）	ICU職員召集	患者/看護師比の増加 医師の専門外の診察・医師以外の処置範囲拡大	ICU外職員の活用 職種間の診療・処置行為の移譲
Stuff （医療器材・薬剤・機器）	院内在庫器材活用 災害用備蓄器材活用	節約・代用・転用再利用	絶対的資機材不足再配分 （県・国単位）
提供可能な診療レベル	標準（平時と同等）	ほぼ標準	標準以下
不足医療資源の供給元	郡・市・地域	県・地方	国内・国際的

アル，ICU関連部門（救急外来，救命救急センター，手術部，放射線部，薬剤部，検査部，MEセンター，リハビリ，NSTなど）の災害対応計画と整合性を有し，かつお互いに周知・理解されたものでなければならない．

② 特に，院内で欠乏が予測される医療資源の分配に関して，優先順位を予め決めておく．

③ 救急外来，ICU，手術部間の通信手段，傷病者の迅速な受け入れ方法，傷病者の動線，隔離が必要な場合の搬送方法について検討しておく．

❷ Surgeへの対応

MCI発生時，ICUは通常の収容能力を超える多数の重症傷病者（Surge）に対応する必要がある．Surge対応能力（Surge Capacity）は，3S（場所Space，職員Staff，医療材料Stuff）に分けて，重症傷病者数に応じて段階的な対応を計画する．表2に災害時の段階的な対応例を示す．

1 段階的対応の目標[2,3]

（1）標準レベル（conventional level）

通常のICU収容能力の少なくとも20%増が目標，速やかにICUと院内で調整して入室を可能とする．標準的医療（平時と同レベル）の提供が可能である．

（2）非常事態レベル（contingency level）

通常のICU収容能力の少なくとも2倍増が目標，院内に加えて他病院，さらに，地域や県レベルの調整が必要となる．提供可能な医療は必要最小限に留まる．

（3）危機的レベル（crisis level）

通常のICU収容能力の少なくとも3倍増が目標，さらに，国レベル，時には国際的な調整が必要となる．人材と医療資源の絶対的欠乏により，提供可能な医療は制限され，重篤化や死亡のリスクが高くなる．

② Surge を規定する要素

Surge を規定するのは来院する傷病者数とその重症度だけではない．次の要素で大きく変化する．

(1) 時間当たりの患者数

MCI 発生時の傷病者の来院パターンは，一般に，最初は歩行可能な軽症者（30分），その後に重症者（30～60分）が来院する2重波効果（dual wave effect）を呈する場合が多い[4]．さらに，爆傷，鉄道事故，飛行機事故では，数時間以内に傷病者が集中するため，しばしば病院にとって大きな脅威となる．

(2) 年齢および特殊疾病

小児，妊産婦，重症外傷，広範囲熱傷，重症中毒などの診療は専門知識や特殊な医療機材を要する場合が多く，病院単位の対応ではなく，地域や地方内で対応を計画することが望ましく，特に Surge Capability と呼ばれる[5]．

(3) 伝染性感染症・危険物質（hazardous materials：HAZMAT）

医療機関の個人防護具（PPE）の所有数，陰圧室や除染設備の有無が大きな規定因子となる．

③ Surge 対応訓練

段階的な Surge 対応計画は机上の空論とならないように，関連する部門と定期的に訓練を行い，問題点を明らかにして，常にアップデートすることが望ましい．

❸ 地域レベルで調整するべき医療資源

ICU ベッド数，除染施設，隔離室，職種別人材数，薬剤備蓄数，医療資材の在庫数，人工呼吸器数，血液浄化装置数，体外循環装置数，PPE 保有数などには限界があり，地域や県内，時に全国レベルでの調整が必要である．平時の現状把握と MCI 発生時の取り決めが重要である．

❹ トリアージ

MCI 発生時に，効果的に ICU を運用するためには，Surge Capacity に加えて，トリアージが必要である．

① 集中治療トリアージ（Critical Triage）

通常，来院した傷病者はトリアージ（2次トリアージ）に基づき，初期治療と確定診断がなされる．集中治療トリアージでは，今後の確定的な治療方針，すなわち外科的治療（IVR を含めて）もしくは集中治療の必要性について判断する．集中治療トリアージは特定の時間をおいて繰り返され，ICU 退出や新たな入室の根拠となる．また，集中治療トリアージにおけるオーバートリアージは，医療資源の枯渇，医療スタッフの疲弊，患者動線のオーバーフローなどの結果を招き，アンダートリアージと同様に，生存率低下につながることから，適切なトリアージが求められる[6]．

② 集中治療トリアージオフィサー

集中治療医もしくは集中治療の経験のある医師が担当する．看護職員や事務職員等がチームとしてサポートする．

③ 集中治療トリアージのプロトコール

現時点で理想的なプロトコールは存在しない[6]．ここでは，比較的多くの学会や外国の自治体で推奨されているパンデミックに対応する Ontario プロトコール[7] について解説する．

Ontario プロトコールは，次の ① ～③ の3ステップに基づいてトリアージを行う．

① ICU 入室基準に該当すること（＝集中治療が必要な重症患者を選定）．

次の A または B に該当．

A：人工呼吸器管理が必要．

表 3　minimum qualifications for survival（MQS）ツール（文献 6 より引用改変）

	初期評価	48 時間後評価	120 時間後評価	優先順位・対応
青	・除外基準に該当[*] ・SOFA スコア＞11[*]	・除外基準に該当[*] ・SOFA スコア＞11[*] ・SOFA スコア＝8〜11 で変化なし	・除外基準に該当[*] ・SOFA スコア＞11[*] ・SOFA スコア＜8 で変化なし	・内科的治療 ・必要に応じて緩和ケア ・ICU 退出
赤	・SOFA スコア≦7 ・1 臓器機能不全	・SOFA スコア＜11 で改善傾向	・SOFA スコア＜11 かつ進行性に改善	・ICU 入室最優先
黄	・SOFA スコア＝8〜11	・SOFA スコア＜8 で変化なし	・SOFA スコア＜8 かつ改善傾向（＜3 点／直近 72 時間）	・ICU 入室考慮
緑	・臓器機能不全なし	・人工呼吸器不要	・人工呼吸器不要	・ICU 入室延期（初期評価時） ・必要に応じて再評価（初期評価時） ・ICU 退出

SOFA：sequential oragn failure assessment[8].

[*]：ICU 入室除外基準あるいは SOFA スコア＞11 に該当すれば直ちにコードを青に変更する.

・低酸素血症（非再呼吸マスク使用下 SpO_2＜90％）.

・呼吸性アシドーシス（pH＜7.2）.

・気道確保が必要.

B：低血圧（収縮期血圧＜90 mmHg ＋ ショック症状）.

② ICU 入室除外基準に該当しないこと（＝集中治療が転帰を改善しない重症患者を除外）.

・病態が重篤で転帰不良（重症外傷，広範囲熱傷・気道熱傷，蘇生後など）.

・医療資源が枯渇して集中治療不可（血液浄化・人工呼吸器など）.

・基礎疾患により転帰不良（高度な心不全・肝不全・呼吸不全，転移性悪性腫瘍，重度認知症，不可逆性の脳・神経筋疾患など）.

③ 最後に，minimum qualifications for survival（MQS）ツール（＝優先順位付けツール）（表 3）を用いて，集中治療の必要性の有無を判定する.

注意：集中治療トリアージは，当日，その後 2 日目（48 時間後）と 5 日目（120 時間後）に行う．その結果，新たに ICU に入室する場合や ICU を退出する場合がある.

4　集中トリアージに際しての注意点

① トリアージ担当医師（オフィサー）は ICU 内の診療に関与してはならない.

② オフィサーは，病院内や地方の傷病者数と Surge Capacity の 3S の状況について最新情報を把握した上でトリアージを行うことが望ましい．さらに，3S の回復と同時にトリアージを終了する.

③ トリアージは公平で透明性が保たれ，倫理的にも支持される必要がある.

④ トリアージは，常に一定の基準で行われず，動的なプロセスであり，残った医療資源により左右される.

⑤ オフィサーは負担が大きく，精神的なサポートが必要である.

■ 文 献 ■

1）Sandrock C：Building an ICU response plan for disaster. Preparing Your ICU for Disaster Response. Farmer JC, Wax RS, Baldisseri MR eds, IL, Society of Critical Care Medicine, 2012；49-66

2）Hick JL, Einav S, Hanfling D, et al：Surge capacity principles：care of the critically ill and injured during pandemics and disasters：CHEST consensus statement. Chest 2014；146：e1S-e16S

3）Hick JL, Christian MD, Sprung CL：Surge Capacity and Infrastructure considerations for mass critical care. Intensive Care Med 2010；36（Suppl）：S11-20

4）佐々木勝：災害発生時の集中治療室の役割．ICU と CCU 2013；37：183-9

5）Christian MD, Farmer JC, Young BP：Disaster triage and allocation of scarce resources. Fundamental Disaster Management（3rd ed）. Geiling J eds, IL, Society of Critical Care Med, 2009；13・1-13・18

6）Aylwin CJ, König TC, Brennan NW, et al：Reduction in critical mortality in urban mass casualty incidents：analysis of triage, surge, and resource use after the London bombings on July 7, 2005. Lancet 2006；368：2219-25

7）Christian MD, Hawryluck L, Wax RS, et al：Development of a triage protocol for critical care during an influenza pandemic. Appendix 2. CMAJ 2006：175：1377-81

8）Vincent JL, Moreno R, Takela J, et al：The SOFA（sepsis-related organ failure assessment）score to describe organ dysfunction/failure. Intensive Care Med 1996；22：707-10

Space

はじめに

（1）災害時の ICU での Space の意義

災害時の ICU での Space とは，MCI の Surge Capacity を考える際に ICU を運用するための物理的な場所を確保するということである．災害時には ICU も災害モードとなる必要があり，この体制下では通常診療と異なり災害規模・種類に応じて災害特有な形態での ICU 運用が求められる．病院内の災害対応マニュアルをよく理解し，災害時に病院がどう動くのかを見極めて，その中に ICU の MCI 発生時の運用を組み込む必要がある．そして，災害訓練時にその運用も含めて訓練する．

（2）災害時の Space 確保の具体的な手段

災害時の ICU 運用で Space 確保の具体的な部分を以下に示す．

① すでに ICU にいる安定した症例を，基準に従って HCU などに移していくこと．

② ICU のベッドを含む病院全体のベッドを拡張すること．

③ 何種類かの ICU がある場合は，その ICU を災害対策本部の指揮下に統合運用すること．

④ 状態が安定した時点で他施設の ICU に搬送すること．

次に，これらの詳細に関して述べる．

❶ 災害発生時の ICU 入室の準備

事前のマニュアルに従い MCI 発生時に ICU のベッドを確保し傷病者を受け入れる．災害の種類（火事，爆発，中毒など）により，障害の種類や必要な薬剤，医療器具，医材が異なることを考慮に入れる．放射線災害，化学災害での初診時の除染後の ICU に至るまでの患者の流れや，感染症患者が多数生じた際の ICU でのゾーニングなど，特殊災害での ICU 診療に関しても事前に計画しておく必要がある．

爆発や列車事故などによる MCI では極めて短い間に準備を行う必要が生じるため，救急外来でトリアージを行い患者の振り分けを決定した後に，救急外来から手術室，手術室から ICU，救急外来から ICU といった患者の流れの導線を予め決めておくことが大切である．

❷ ICU 入退室基準

1 災害時の ICU 入退室基準の意味

ICU に災害前からいる患者を退出基準に従い選別して一般病棟へ移し ICU の病床確保を行う．災害であるからといって ICU 管理が必要である既存患者を退出させることは倫理上許されないため，退室基準を作り災害マニュアルに組み込み，院内でコンセンサスをとっておく．どの症例を ICU に入室させるか，どのような条件があったら ICU を退室させるか，条件を決めておくことは災害時の一種の ICU トリアージである．トリアージは一度だけではなく動的過程として何度も施行することは，災害現場でのトリアージと同様である．災害時ではなく通常時の ICU 運営上の優先順位の一例を**表1 に示す**[1]．優先順位2と4に関して災害時にどう取り扱うのかについては，災害の規模や状況によって変わり得るため，状況においての判断が必要となる．

災害以外の ICU 入室に際しての適応は優先順位モデル，診断モデル，パラメータモデルの

表1　ICU入室優先順位の枠組み（文献1より引用改変）

ICU	第1優先	臓器不全に対する生命維持，集中的なモニタリング，ICU環境でしかできない治療が必要な重篤病態の症例．生命維持とは，侵襲的な人工呼吸，持続腎代替療法，積極的な血行動態への介入を管理するための侵襲的な血行動態モニタリング，ECMO，IABP，その他重篤な低酸素血症やショック状態といった集中治療が必要な状態を含む
	第2優先	上記の状態ではあるが回復の可能性がかなり低く，集中治療を希望しているが心停止時は心肺蘇生を希望していない症例（たとえば転移がんを持ち，肺炎で二次的に呼吸不全に陥っていたり昇圧薬が必要な敗血症性ショックである症例）
HCU	第3優先	臓器障害があり集中的なモニタリングかつ/または治療（たとえば非侵襲的人工換気）が必要，またはトリアージ医師からの臨床的な意見としてICUより低いレベルで管理できるであろう（たとえば増悪の危険があるため積極的なモニタリングが必要であるか，術後の集中的なケアが必要な術後症例，間欠的な非侵襲的人工呼吸に耐えられる呼吸不全症例）これらの症例は，もし初期管理で症状増悪が避けられなかったりhigh care unit（HCU）のベッドが施設内で利用できない時にはICUに入室する必要があるだろう
	第4優先	上記の状態ではあるが回復や生存の可能性が低い（たとえば転移性の病気が背景にある）症例で挿管や蘇生を望んでいない場合．その上で，HCUのベッドが病院内で利用できなければ，これらの症例は特殊事情としてICU入室も考慮可能であるかもしれない．
緩和治療	第5優先	回復の可能性がない末期または瀕死の症例；このような症例はICU入室は適切ではない（もし，その症例が臓器移植のドナーの可能性がないなら）．集中治療を明らかに断っている症例や，追加の化学療法や放射線療法をしない転移がんのような不可逆的な過程となっている症例では緩和的な治療を最初は勧めるべきである

HCUは原文ではIMU：Intermediate medical unit.

3つのモデルが提唱されている．パンデミックの際に5つのカテゴリーのバイタルなどを用いたモデルも提唱されているが，すべての災害時に確立されたICU入退室のモデルはない[1]．

2　リバーストリアージ（reverse triage）

災害時にICUのベッドを空ける手段としてリバーストリアージが挙げられる．これは功利主義的な倫理の概念（例：最大多数の最大幸福）で，入院患者でも災害の被災者も同等な考慮を与えるという考え方である[2]．

具体的には，一般病棟で手術などの処置を緊急に行う必要がなく安定している患者に対して退院基準を作っておき，災害時は退院してもらうといったものが挙げられる．この方法を用い

るのであれば，予め病院のホームページや入院時のパンフレットに，「安定している方（定期手術で入院して手術前など）は，災害時には命の危険がある別の患者を助けるために退院していただくことがある」と事前に告知しておくことが後のトラブルを防ぎ，入院患者に快く協力してもらう手として有効であると考えられる．

❸ ICU拡張と統合運用

1　ICUベッドの拡張先

規定病床以上にICUベッドを拡張させる方法も準備しておく．ICU機能を担うために，酸素パイプ，電源，モニターなどがあるところを使用する．それぞれの状況は各病院によって異なり，病棟での重症ベッド，手術室，術後リカ

表 2　集中的なモニタリングと治療の医療資源の割り当て（文献 1 より引用改変）

レベル	患者の種類	看護師：患者	処　置
ICU（とても高い）またはレベル 3	毎時または / かつ侵襲的なモニター（動脈カニューレによる持続動脈圧モニタリングのような）が必要な重篤病態の症例	1：1～1：2	その施設の他の場所では施行していないような侵襲的処置すなわち頭蓋内圧上昇に対する脳脊髄液ドレナージ，侵襲的機械換気，昇圧薬，ECMO，IABP，左室補助デバイス，持続腎代替療法
HCU（high care unit）（高～中等度）またはレベル 2	看護師の介入が必要で，血液生化学的な精密検査または / かつ 2～4 時間ごとのモニタリングが必要な不安定な症例	1：3 以下	以下の処置非侵襲的換気，点滴，血管拡張薬や抗不整脈薬の調節持続投与
遠隔モニター（中等～低）またはレベル 1	非悪性の不整脈に対する注意深い心電図モニターか 2～4 時間ごとの血液生化学検査が必要な安定した症例．この手の病室や大部屋は主にモニター目的である	1：4 以下	点滴，血管拡張薬や抗不整脈薬の調節持続投与
一般病棟（低）またはレベル 0	4 時間ごと以上の検査やモニタリングが必要な安定した症例	1：5 以下	抗菌薬静脈注射，抗がん薬静脈注射，血液生化学，放射線検査

HCU は原文では IMU：Intermediate medical unit.

バリールーム，透析室，心カテーテル室，ICU 内での拡張ベッドなどを拡張先として利用することが予測される．これらの設備を，通常診療で担っているチームとのコンフリクト（軋轢）をなくすためにも，最初からその部分を拡張 ICU で使用することを院内で話し合ってマニュアル化し訓練することが重要である．

2　ICU 統合運用

　病院内に異なる種類の ICU（救命救急センター ICU，術後 ICU，CCU など）がある場合は，災害対策本部が中心となって統合運用できるシステムを作っておく．ここでも事前の準備が必要であり，各 ICU の責任者を交えた話し合いを予め行い，マニュアル化しておくことが重要である．災害時の ICU 運用に際しては，それぞれの ICU ごとに責任者を決めた階層構造を設定する．その上で，災害対策本部の指揮下に

指示を実行していく．災害の種類・規模により普段受けない症例もそれぞれの ICU で受け入れを行う（外傷症例を CCU に入れるなど）必要がある．

3　通常 ICU 使用不能の場合

　災害の種類によっては通常の ICU が使えなくなる（火事など）場合もあり，その際には事前にどうするかを決めておく必要がある．

4　災害時の ICU と院内の施設の考え方

　病院内の施設は非災害時でも患者の重症度に合わせて表 2[1] のように分けられる．災害時の概念的な考え方として，その中心に ICU が存在して順次病態が安定するに従いより軽症な場所に移動していき，最終的には病院外に出すことを考えることも必要となる．ICU のみではなく，それぞれの部分で拡張を考えることに

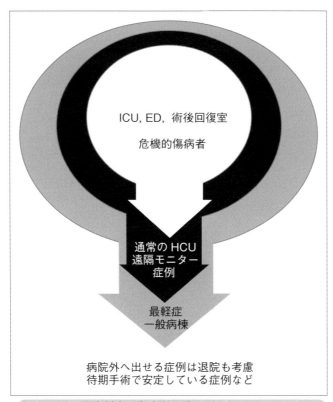

図1　ICU 災害対応の傷病者の流れ（文献 2 より引用改変）
ICU：intensive care unit, ED：emergency department, HCU は原文で
は IMU：intermediate medical unit.

より収容能力（capacity）を増加させることが
可能となる（**図1**）[2].

5　災害での ICU の準備時間

　前述のように MCI のうち爆発や列車事故の
ように大量の傷病者が一気に出た際には，傷病
者の来院までの時間は極めて短いことがわかっ
ている．よって，事態が生じた際には病院全体
が短い時間で準備する必要がある．ICU の拡
張や統合運用に関しても，災害対策本部長が準
備の必要性を判断したところで，病院全体が一
気に動けるようなプロトコールを予め作成し
て，それに従い各部署が MCI の受け入れに関
して一斉に動けるような訓練が必要である．大
震災のような大規模災害では病院機能が残るた
めの BCP との兼ね合いから災害のフェーズ

（段階）によって準備が異なってくることが考
えられる.

❹ 安定後の他施設への振り分け

　ICU の拡張で患者の受け入れを行い搬送に
耐え得るくらいまで病状が安定化したら，その
傷病者を他病院に振り分けることをコーディ
ネートするシステムが必要である．行政主導で
事前に提携を行い，発災時にはその行政地区が
主導する災害対策本部が行うなどの方法が考え
られる．また，症例を追跡してどこに運ばれた
かわかるようなシステムも必要とされる.

おわりに

　ICU での Space 確保のためには予め病院で
計画を練り，発災と同時に準備を始める必要が

ある．ICU 単独での準備の有効性は低く，救急外来，手術室，一般病棟などの病院全体が災害対策本部の指揮命令系統のもとで一斉に動く必要がある．また，拡張ベッドで入室させた症例に関しては，他の医療施設へ素早く転院させることにより需給バランスを元に戻せるような，災害地域でのコーディネーションシステムの構築も必要となる．

■　文　献　■

1）Nates JL, Nunnally M, Kleinpell R, et al：ICU Admission, discharge, and triage guidelines：a framework to enhance clinical operations, development of institutional policies, and further research. Crit Care Med 2016；44：1553-602

2）Society of Critical Care Medicine（SCCM）：Preparing Your ICU for Disaster Response. Farmer JC, Wax RS, Baldisseri MR eds, 2012；49

Staff

❶ ICU リーダーチームの編成

　ICU 部長（医師），看護師長，薬剤師・臨床工学技士・理学療法士などの代表者で構成された ICU リーダーチームを平時より編成しておく．複数の ICU を有する病院ではそれぞれの ICU のリーダーチームを編成した上で，病院全体の ICU 機能を効率的に発揮するために，各 ICU の代表から構成されるチームを設置しておく必要がある．ICU リーダーチームの各々の構成員の役割を明記しておき，時間外に発災した場合には，夜勤・当直者が権限を委譲され該当する役割を担う．より上位のスタッフが緊急登院するたびにリーダーチームの役割が上位の者に移り，補佐的な役割が充足されていくことになる．

❷ ICU 以外の職員の応援体制

　大災害では ICU のキャパシティーの増加が要求されるため，ICU 以外の職員の応援が不可欠である．ICU のみならず病院全体で必要なスタッフの支援を行うというポリシーを共有することが重要である．具体的には，各診療科，研修医，医学生，看護学生，ICU 以外の看護師，薬剤師などからの応援体制を考慮する．その多くは集中治療を専門としていないので，全病院対応における ICU の役割の認識と，スペース，スタッフ，資機材・薬剤の評価，段階的な ICU 増床の考え方を事前に研修機会を設けて周知しておくべきである．併せて，ICU 応援スタッフの業務支援のためのプロトコールとアクションカードの策定と周知が必須である．プロトコールやアクションカードを策定する際には，各人の技能と専門領域に見合った業務の割当とともに，記録業務や患者移送といった他の必要不可欠な業務の分担が必要になることを念頭に置く．また，実践するには事前の教育研修体制が不可欠である．

❸ 階層型職員配置（Tiered Staffing）による運用

　応援者を含めた ICU 運用体制を構築する必要がある．たとえば，ICU 看護師 1 人をリーダーとしてその下に応援の他部門の看護師 3 人を配置して 1 ユニットとするといった階層型の職員配置を行い，拡張した ICU ベッドの運用にあたる．他の職種も同様に実運用に即した事前の取り決めが重要である．

❹ 起こる可能性がある災害の種類に応じた専門家チームの準備

　以下に例を挙げる．地震−（外傷）外科医，整形外科医，腎臓内科医．パンデミック−呼吸器内科医，感染症チーム．台風・洪水−転院計画のための専門家．生物テロ−感染症科医，感染対策の専門家．熱傷−熱傷専門医，皮膚科，形成外科，その他創処置の専門家など．

◆**5**◆

Stuff

❶ 平時の対応準備

1 対応準備の考え方

　医療資機材や薬剤の不足が対応のボトルネック（支障）にならないよう，備えておく必要がある．

　災害の規模や種別によってICUが必要とする資源は異なる．さらに，想定できたすべてのMCIに不足がないよう膨大な医療資機材や薬剤を備蓄しておくことは非効率であり，現実的ではない．したがって，一定程度の備蓄を積み上げつつも，平時に在庫数や不足時の対応策を十分に確認しておき，MCIが発生した際に供給拡大を速やかに行えるようしておくことが重要である（**表1**）．

2 供給量の確認

　医療資機材や薬剤の院内定数を把握しておく．この際，中毒，呼吸器疾患，熱傷といった特殊疾患も考慮しておく．定数に応じた対応可能患者数を推計しておくことも有効だろう．

3 優先供給一覧の作成と緊急供給フローの確認

　院内定数を踏まえて，「緊急時に供給を求める薬剤の一覧」を作成しておく．

　また，医療資機材や薬剤の供給経路を確認しておく．具体的には，「流通業者は？　供給の迅速性は？　倉庫は地域内にあるのか？　その在庫量は？」の確認をしておくとよい．この情報により，緊急時に供給を求める薬剤の一覧の中でも迅速に供給を求める必要があるのかが異なってくることから，優先度を類型化しておくとよい．

　また，緊急供給を求める際の対応・連絡フロー（流れ）を確認しておく．

❷ MCI発生時の対応

1 資機材や薬剤の確保方針の決定

　事前に把握した自院の医療資機材や薬剤の定数一覧に基づき，現在の在庫数を再確認する．

　災害の種類，規模，災害現場の傷病者数情報や自院搬送中の傷病者数情報について，病院災

表1　ICU緊急対応計画作成にあたっての重要な項目（Stuff関連）
（文献1より引用）

- ● 医療リソース（資機材）の供給フローの確認
- ● 最優先で供給すべきリソースの確認
- ● 再使用可能な物品の確認
- ● 薬剤の備蓄状況と供給の確認
- ● 個人防護衣の必要性の認識と再使用に関する検討

害対策本部・救急部門・マスメディアから情報を入手する．これを基に，資機材や薬剤が不足するかを総合的に評価する．

供給が不足することが明らかな場合のみならず，不足しないことが確認できない場合にも，緊急確保の開始を考慮するべきである．

2 緊急供給の要請

病院災害対策本部などから得られた災害の種類の情報から，傷病者の疾患を推測し，「緊急時に供給を求める薬剤の一覧」を用いて，不足が考えられる医療資機材や薬剤を同定し，緊急供給を図る．

3 使用抑制と再配分

不足が予測される薬剤の情報を薬剤部と共有することで，院内全体で使用抑制を図ることが

可能となる．また，代替薬について薬剤部から助言を得ることは有効である．さらに，代替投与手段についても検討が可能である（経静脈→経管など）．

使用抑制や再配分については倫理的な側面からの検討が必要だが，十分な議論が行われておらずコンセンサスが得られていない．酸素投与導入基準の変更（$SpO_2 > 95\% \rightarrow > 90\% \rightarrow$ 呼吸不全患者のみ）によって酸素投与量を減ずることを求めたり，十分な消毒後の経鼻胃管や人工呼吸器回路の再利用（contingency の場合），さらには滅菌後の侵襲的なラインの再利用（crisis の場合）といったオプションを紹介している文献もあるが議論が必要である．いずれにせよ，事前に院内で検討しておくことが有効であるのは言うまでもない．

■ 文 献 ■

1) Society of Critical Care Medicine（SCCM）: Preparing Your ICU for Disaster Response. Farmer JC, Wax RS, Baldisseri MR eds, Mount Prospect, 2012

（参考文献）
(1) National Disaster Life Support Foundation（NDLSF）: Advanced Disaster Life Support course manual v.3.1

6

地域との連携

対応と準備のポイント（推奨と提案）

● 院内対処不能な ICU 適応患者過剰時には，患者再配分（後方搬送）を試みる．

● 地域内病院 ICU，関係機関の該当部局などとの連携・連絡体制を確立する．

● 地域内で ICU 患者の受入可能・移動希望状況，施設被災状況などの情報交換を行う．

● 院内・外の情報を総合し，自院 ICU の対応（患者受入・後方搬送など）を決定する．

● 他院との患者移動に関する連絡は，自院災害対策本部の確認・承認を得る．

❶ ICU 適応患者過剰時の対応

● 院内対処不能な ICU 適応患者過剰時には，患者再配分（後方搬送）を試みる．

多数重症患者の同期的搬入により ICU 適応患者が過剰となり，ICU 病床数の相対的不足が発生した場合には，医療機関は重症患者に対する医療受給バランス是正を目的とした各種調整を行う必要に迫られる．

最初に院内調整による ICU 臨時増床（HCU，観察病室，一般病室，手術室などの ICU 化）で対処を試みる．ICU 用資機材と ICU 管理・運営が可能な医療者の確保を前提として，中等症対応用の HCU や一般病棟の観察病室などを ICU 化する．手術室のモニター装備や機材配置は ICU のそれと類似性が高いので，手術室環境での全身管理に慣れた麻酔科医と集中治療医専門医のインチャージを動員した手術室の臨時 ICU 化は短時間内で実施可能である．しかし，この方法は使用可能手術室数を減少させるので，手術件数減少が見込まれる災害状況（感染症パンデミック，中毒など）のみに限定された適応となる．

これらの院内調整では対処不能・不十分な場合や病院被災・混乱などにより院内調整自体が困難な場合には，地域内・外への患者再配分（後方搬送）を実施する．また，自院の被災が少なく医療活動が継続可能で，かつ周辺病院の被災により地域内患者再配分が必要となった場合には，逆に後方搬送を受ける立場となる．「最大数傷病者に対する最高医療効率」が病院間の患者再配分の最終達成目標となる．災害時における後方搬送の実行には，平時からの地域内連携が前提となる．

後方搬送による患者再配分は多数患者対応の最終手段である．その実施は人的・物的・時間的な医療資源の動員と災害時特有の多様なリスクを伴い，また，病院や社会の災害対応全体に多様な負担と影響を及ぼす．そのため，後方搬送の実施は必要性がこれらの影響やリスクを上回ると判断された場合に限定される．

❷ 地域内医療連携

●地域内病院 ICU，関係機関の該当部局などとの連携・連絡体制を確立する．

集中治療領域の災害時地域内医療連携を構築するため，地域内病院 ICU や関係機関の該当部局などとの連携・連絡体制を確立する．

1 連携対象組織

地域内の連携対象組織としては，① 他院のICU・集中治療室に加え，② 他院の救急部門，③ ICU を持たない他院の重症患者治療部門，④ 行政の保健衛生，危機管理，消防などの部局，また，行政災害対策本部設置後は ⑤ 隷下の災害医療対策本部・DMAT 本部などが挙げられる．機能や管理系統が独立した複数のICU（一般，救急，外科系，内科系，小児，新生児など）を持つ大規模病院では，院内 ICU 間の連携関係や連絡体制を事前に構築しておくことが望ましい．このような複数の ICU を持つ大規模病院（他院）の各 ICU との間の連携・連絡体制は，病院単位ではなく ICU ごとになる場合があり得ることに留意する．

2 連絡担当者

各連携対象組織に連絡担当者および不在時の代理者などを設定する．各病院の連絡担当者には診療を実際に統括している ICU や部門のリーダーを指定するべきであり，病院組織としての役職設定などの非実務の代表（責任）者とはしない．地域内の連絡担当者同士は平時から顔の見える関係を維持し，それぞれの院内職位や緊急時に与えられる決定・裁量権限（とそれらの限界）を相互に理解しておく．また，各病院で異なる ICU の組織的位置付け（平時の管理・指揮系統，災害時の病院災害対策本部との関係など）を相互に理解しておく．

そして，発災直後や突発的状況下で連絡が一時的に不通となっても，事前協議などで共通化させた理念とスキーム（構想）で各 ICU・部門が協調的に診療活動できるよう，判断基準，行動様式，決定上の優先順位などの情報の共有化を図っておく．また，病院組織以外の機関（行政部局，災害医療対策本部・DMAT 本部など）の連絡担当者も災害業務を実際に担当し，かつ集中治療を理解している実務担当者とするべきであり，必ずしも組織として役職設定された代表者とはしない．

3 連絡手段

災害発生時の各連携対象への連絡手段は，電話による会話連絡が文字伝達手段（メール，LINE，SNS，FAX など）よりも適している．また，患者情報の非常時伝達手段として，地域内 ICU 間で共通使用可能な ICU 電子カルテシステムや災害時転院用カルテを平時から準備することが望ましい（詳細は「第2章-7 災害時における情報伝達と管理」を参照）．

4 連携・連絡体制の構築

突発する災害時に地域内 ICU 医療連携を迅速かつ円滑に開始するためには，平時からの地域内 ICU 間の情報連携・連絡体制の事前構築が必須である．前述の連絡対象組織（各病院のICU・重症患者部門，行政部署など）の連絡担当者や連絡手段などは平時から事前確定しておき連絡訓練を重ねておく．

上記の体制構築が事前に成立している場合の発災時には，その体制のもとで連携活動を開始できる．しかし，発災直後や超急性期では未確定要素が多いため，仮に体制が事前構築されていても活動が想定どおりに進行する保証はなく，臨機応変性の高い対応が求められる．

災害時の地域内連携は，連携組織間の連絡の成立が前提となる．発災時に連携対象先まで連絡（電話など）が到達できても，連絡担当者と

連絡がつながらない状況も想定される．その場合には不在時の代理担当者への連絡となる．代理担当者が地域内 ICU 連携に関する情報交換の持つ意義や内容・項目を理解していない場合には，その場の口頭でそれらを理解させることが必要となる．また，混乱時の伝言による間接的な連絡担当者への連絡は，その後の伝達や対応の混乱を招きかねないことに留意するべきである．

また，発災時に連携体制が未構築の場合には，その段階から必要な連絡体制構築を開始することになる．各 ICU の連絡担当者を決定し，前述の地域内 ICU 連携の必要性および情報交換の手段と内容をその場で理解させた上で，可及的な連携構築を行う．

❸ 地域内情報交換（内容）

● 地域内で ICU 患者の受入可能・移動希望状況, 施設被災状況などの情報交換を行う.

災害時には, ICU 運用（受入可能・転院希望）状況，施設被災状況などに関する情報を交換する．交換する情報は現状だけでなく，量的・質的動向予測に基づく将来予測も加える．また，発災時の地域レベル全体の ICU 運営方針の決定には地域全体の方針，各病院の方針，院内の各種決定の優先順位などを考慮した総合判断を要するため，この判断に必要な情報も随時交換する．情報交換を円滑に進めるため，必要項目を事前に設定しておく．突発的状況下の思いつきの情報交換では，必ず必要情報の欠損が生じる．地域内情報交換が平時から訓練を兼ねて実施されていると，システム化が図れて理想的である．また，平時から相互の専門・不得意領域や病院機能・診療能力を予め知っておくことは，他院の ICU 運営を理解し，臨機応変性の高い災害対応に資するための基本情報として重要である．

1　病院運営情報

ICU の実診療状況と新規収容可能病床数（空床数および診療能力）に関する相互情報交換を行う．ICU ベッド占有状況については，現状および将来予測に関する情報を交換する．ICU 空床や受入可能状況に関する情報交換が頻回に実施できると，地域レベルの災害時 ICU 運用に有効である．さらに，ICU 以外の院内全重症患者に関する情報交換まで行えると理想的である．

2　病院被災状況

人的・物的・インフラ関連を含む被災状況の概要と被災による診療機能の変化（悪化）および復旧の機能的・時間的見込みに関する情報交換を行う．交通障害などに起因するスタッフの出勤困難や医療資機材の供給困難に関する情報の概要，また，電気，水道，ガスなどの障害の現状，復旧の見込み，自家発電や給水の継続可能予測時間などのインフラ関連情報は，地域内 ICU の総合的機能評価に必要である．

3　患者情報

特に，後方搬送が患者治療や病床確保に有効と考えられる各病院の ICU 管理中の患者の情報を交換する．後方搬送を要する理由（高度医療需要，病院被災などによる高度医療困難化，治療専門性，他の社会的事情など）を明確にして情報交換することで，後方搬送の優先度の判断材料とする．病院被災，インフラ障害，人員不足などにより各病院の診療機能が制限されると，収容可能患者数や受入可能患者重症度だけではなく，診療可能な患者病態にも制限がかかる場合があることに留意する．

4　地域被災情報

前述の医療系情報に加え，災害時の医療活動遂行の判断材料の一つとして，災害の社会的全

体象を把握することが必要である．医療関連情報以外に，社会混乱，インフラ障害，交通・搬送路障害，治安の悪化，行政システムの混乱，混乱復旧見込みなどの混乱情報は，特に超急性期や急性期の重症患者の受入可能数・可否，将来展望，戦略展開などの決定・判断材料として必要である．情報取得は報道や行政からが主となるが，地域に散在する各医療機関や現場から来院した救急隊などからも行える．

DMAT などの地域外からの医療支援が未着段階の超急性期では，地域内の支援要請対象である行政，消防，自衛隊，海上保安庁などの協力機関の現状に関する情報を取得する．これらの機関は独自の最優先使命があるため，支援を要請しても必ずしも医療対応が最優先とはならないことに留意する．急性期に入ると域外からの各種医療・消防支援が投入され始め，地域内は受援状態となる．行政の災害医療対策本部が立ち上がり，DMAT，JMAT などの活動が開始されれば，その後の後方搬送および調整業務（搬送先調整，搬送手段確保など）はこれらの支援システムが担当する．行政災害医療対策本部や DMAT，JMAT などに対する地域内 ICU 情報の提供は，これらの活動にとって有用である．慢性期に入ると災害による直接傷病者数は減少するため，ICU の対応対象の中心は災害復旧作業や長期避難に伴う重症傷病に移行する．この段階でも地域内の医療バランス維持のために，行政や支援システムに対する ICU 情報の提供は有用である．

❹ 自院 ICU の対応の決定

● 院内・外の情報を総合し，自院 ICU の対応（患者受入・後方搬送など）を決定する．

自院 ICU の対応（患者受入・後方搬送など）の決定の際には，自院側の事情に加え，地域内の他の ICU や地域医療全体の状況を十分考慮する．すなわち，① 院内・外の情報を総合し，

また，② 自院災害対策本部や地域行政などの方針をも勘案し，「地域内の最大数傷病者への最高治療効率」を最終目標に，患者受入，治療方針，トリアージ方針，優先順位決定，後方搬送などについて ICU としての各種決定を行う．自院内での ICU と災害対策本部との間の連絡を綿密にして情報交換と運営方針確認を随時行い，情報内容や決定方針に乖離が発生しないように注意を払う．災害時には運営方針決定の基となる情報が刻一刻と変化していくことに留意する．災害時は非常時であるので，各種決定にはリスク－ベネフィットバランスを考慮する．たとえば，DMAT 活動開始前の超急性期における後方搬送であれば，「搬送自体の安全性は確保されているのか？　移送に割くマンパワーや車両，資機材などを振り向けるべき他の優先業務がないのか？」などの人的・物的パワーの転院搬送への動員と実施が適正か否かの総合判断が必要となる．

❺ 病院間の患者移動（要請・受入）

● 他院との患者移動に関する連絡は，自院災害対策本部の確認・承認を得る．

他院 ICU との間で患者転出・転入を行う際は，必ず自院災害対策本部の確認・承認を取得する．ICU 患者の転院・後方搬送は ICU の随時の状況・必要性判断から立案され，ICU 間の協議で内定されることになる．しかし，その最終判断には自院や相手先病院の事情以外に地域の医療事情や行政の方針をも考慮しなければならないため，最終決定は両病院の病院災害対策本部レベルで行う．

転院搬送の企画・実施を行う主体は，DMAT 活動開始の前後で異なる．DMAT 活動開始前の発災直後混乱期では，転院は相手病院との直接協議により決定され，搬送手段は自力確保となる．多くの場合，超急性期では被災地自治体（地元消防）の救急車は病院間搬送に

家族に届けられているか？

次に，過去の事例から，災害時における情報管理の失敗例を挙げる．

ハリケーン・カトリーナ（2005年）の際，情報管理部門の情報管理が不十分であったために，米国陸軍と空軍の連携がうまくいかず患者搬送に支障をきたした．Kings County Emergency Recall Drill（2007年）では，電話連絡網の活用が不十分であったために，60分で済む仕事に4時間を要した．ゲーテンブルクのディスコ火事（スウェーデン，1998年）では，病院への電話が殺到したために処理能力が許容量を超え，多くの患者が直近の病院へ偏って集まる結果になり，これ自体が新たな災害となった．このように，メッセージや電話が急激に増加して情報処理が追いつかなくなることを「バベルの塔効果」と呼ぶ．

これに対して建設的解決ができた代表例として，フロリダのハリケーン（2004年）が挙げられる．ここでは，2つの病院で毎日「hot sheet」を作成し，その日にやるべきことを明確化した．これにより，連続して発生した2つのハリケーンに適切に対応ができた．

このように，合理化された情報管理計画を作成することは，災害準備・評価・対策・復旧に関連する混乱を軽減するのに有用である．十分な計画なしに，適切なICU患者ケアを行うことは不可能である．

❷ 情報管理計画における原則

1 情報管理計画に必要な技術

〈1〉事前準備

災害時には，ICUに入ってくる情報や出ていく情報の経路を管理することが重要である．そのためにICU責任者は，情報がどのように入ってくるのかを，病院内の他部署や近隣病院のICUとともに，事前計画を立てておく必要

がある．その際，連携すべき情報の種類や流れ，情報を受ける人物も定めておく必要がある．

〈2〉内部・外部の情報連携

● 災害時の情報管理計画は，内部のみでなく，外部（公的機関・メディア）との連携方法も含めて策定する．

内部の情報連携では，コマンド（指揮）機能を担う者の間で円滑な情報共有を行うことが肝要である．特に重要な点は，主要組織の意思決定を行う責任者と継続的に連携維持することである．責任者はコマンド組織内でも縦横の連携を円滑に行い，患者・家族とも情報連携を保つ必要がある．

外部との情報連携では，組織や病院の責任者と連携を取ることが重要である．さらに，公共機関（救急車・公衆衛生・安全対策）のほか，患者転送を担う機関とも連携を取ることが必要である．また，メディアとの連携も忘れてはならない．

〈3〉情報内容の原則

連携する情報内容は，シンプルで標準的なメッセージを使用することが重要である．代表例として「SBAR」が挙げられる．
S：Situation（状況）なぜ自分は連絡をしたか？
B：Background（背景）患者の臨床背景は？
A：Assessment（評価）問題に対する評価は？
R：Response/Recommendation（対応/提案）問題に対して何をして欲しいか？

〈4〉情報連携手段

● 情報連携手段には，ハイテクもローテクも含め様々な方法を活用する．

災害発生時の情報連携手段は，電話による直接会話を第一選択とする．その場で受信確認・内容伝達の完了・受諾確認・回答取得などが可能であり，最短時間で情報伝達が完了できるか

らである．有線・携帯電話を基本手段とするが，これらの不通時の代替手段として，衛星電話，インターネット電話，行政・地域無線などをいつでも使用可能にしておく．

メール，ソーシャル・ネットワーキング・サービス（SNS），FAX などの文字伝達手段は，情報内容を文字として残せるメリットがある．さらに，予めグループを形成していれば，多くの情報を一度に交換できるメリットがある．しかし，文字入力に時間を要するほか，受信・内容伝達・受諾・回答などの確認が迅速に行えないというデメリットもある．そのため，送信はしたが着信していなかった，着信していても見ていなかった，見ていても重要性・緊急性・優先性が適切に伝わらず，対応開始まで時間を要した，などの一方的送信に起因するトラブル発生の懸念がある．

患者情報の伝達手段として，地域内 ICU 間で共通使用可能な電子カルテシステムを使用できれば最適である．この準備が現実的に困難であれば，重症患者転院に必要十分な情報項目を備えた災害時転院用カルテを，医療搬送カルテ（DMAT 用災害時診療情報提供書など）とは別に準備しておくべきである．通常の電子カルテ情報をそのまま災害時転院用情報としてネット送信したり，モバイルメモリなどで情報伝達したりできれば最も迅速である．しかし，ネット障害や電力途絶・使用制限などによる通信インフラ時や，コンピューター使用困難時には実行しにくい．

一方，紙媒体カルテシステムは，このような状況下でも患者搬送に添付して送ることが可能である．ただし，紛失リスク，印刷物としての体積・重量，情報量の制限などの問題が懸念される．

〈5〉 新しいテクノロジー

テクノロジーの進歩によって，かつては個別のデバイスやブロードバンド・ネットワークを必要としていた情報連携が，現在はスマートフォンやショート・メッセージ・サービス（SMS）によって可能になっている．しかし，信頼できる情報連携方法であっても，災害時には使用できなくなる危険性があるため，代替通信手段も必ず計画し，練習しておく必要がある．

また，すべての情報連携方法には，情報端末に拡張性があることが必要である．バッテリー寿命・停電対策，発電機の必要性，規定書式，メッセージの追跡法などの対策を予め決めておくとよい．

〈6〉 患者診療録の追跡
● 患者情報管理（患者追跡，診療記録）を複数の方法を用いて確立する．

災害時は，患者情報の収集方法や伝達方法が変化する．普段の救急患者は，受傷の発生場所や状況が明らかであり，患者の家族や友人と連絡が取れ，来院が可能であり，手渡しできる情報とともに患者転送が可能で，電話連絡による情報連携も機能している．しかし，災害時にはこれらの方法は動的に変化し得る．つまり，災害の発生場所や規模によっては，家族や友人と連絡が取れないまま，最寄りの病院に搬送されたり，病院が損傷を受けて機能しなくなっていたり，電話による情報連携ができず患者の追跡が行えない，といった問題が発生する．

このような状況において，有効な患者追跡システムを確立することは，情報共有や最適な病院への患者配分に役立ち，親族への情報共有にも有用となる．患者追跡システムに求められる特性は，まず，平常時と同様に災害時にも使用できることが必須である．医療情報は容易に入力できるのがよい．また，その情報は，救急隊員，責任者，医療関係者がリアルタイムに閲覧できる必要がある．避難状況と搬送経路を追跡

できることも重要である．また，個人情報保護法を遵守し，複数のユーザーが同時に使用してもクラッシュしないことも必要である．システム開発企業はシステムの使用練習とデータ管理に関するサポートを提供する必要がある．

有効な患者追跡システムを構築する際の課題を次に示す．

① 最小限必要なデータセットが標準化されていない．

② システム開発企業や市場は医療データの扱いに十分な経験がない．

③ 全データにアクセスできるシステム開発企業が少ない．

④ 情報所有権が不明確．

⑤ 定期的なアップグレードが必要．

⑥ 技術サポートに特殊性がある．

〈7〉 災害後の診療記録保存

災害時には，極めて頑強で高度技術を備えた患者診療録保存・追跡システムが必要となる．理想的には，患者追跡システムが病院の電子カルテに統合することができることが望ましい．しかし，必ずしもそれが可能でない場合もある．このため，患者が施設転送される際に一緒に携行させることができるよう，データのバックアップは紙による方法を含めておく．最悪の場合，患者自身の体に記録を記載する．実際，ハリケーン・カトリーナ（2005年）の際，紙と患者自身に手書きで記載された診療記録を基に診療が継続された．この診療記録保存は，ハイテク機器に頼るべきではない（ローテク器具のほうがより機能的）．そして，ドリル学習などを用いて，この診療記録保存方法を練習しておく必要がある．

2 家族との情報連携
● 家族・メディアとの円滑な情報連携を心がける．

災害対応を成功させるポイントの一つが，家族との情報連携である．その際，災害による精神的ショックを傾聴するのみでなく，災害の影響を緩和することも重要である．救護現場に多くの患者・家族が電話してきたり，実際に訪ねてきたりすることは珍しいことではないが，これによって忙しい現場がさらに忙しくなるのも事実である．このため，患者・家族との適切な情報連携計画を詳細に立てておくことが必要である．たとえば，情報センターを作るなどして，家族が情報収集することができる場所を提供するとよい．同様に，メディア関係者も病院に押しかけて来ることがある．これらは患者ケアの障害となるため，メディアとの情報連携は，患者ケアや家族用スペースとは別の場所に設けるのがよい．

3 メディアとの情報連携

災害対応において，メディアとの協力は重要である．災害時のメディア対応に関する重要なポイントを次に示す．

① 公的な情報提供．

② 定期的な会議開催．

③ 標準的記事の発行．

④ メディアと一般市民が同じ情報を持っていることの確認．

⑤ 不適切な憶測を最小限にするための適切な情報発信．

⑥ 推測や偏見コメントの回避．

⑦ メディア記事の正確性の監視．

メディアとのトラブルの多くは，メディアとの協力方法の失敗によるものである．災害現場にメディアは必ずいるため，メディアとの連携に失敗することは，災害対応においても失敗する可能性を高くする．メディアの求めている情報はいつもおよそ同じ，つまり傷病者情報・災害属性・災害対応・救出状況・危機的場面の特

徴・災害の原因に関する理論などであるため，これらの情報を準備しておくとよい．

4 リスク情報管理

●患者・家族や社会への影響を緩和するリスク情報管理を行う．

情報管理の目的は，災害を具体化し患者・家族や社会への影響を緩和することである．災害時における市民との情報連携におけるポイントを示す．

① 短く簡潔な言葉ですぐに結論がわかるようにする．

② 適切な知識のみ提供し余計な情報は避ける．

③ ポジティブな言葉を使う．

④ メッセージを繰り返す．

⑤ 行動の内容を示すメッセージに工夫をする〔3カ条にまとめる・韻を踏む・アクロニム（頭文字を続けて読むと意味をなす）を使う〕．

⑥ 専門的で難解な医学用語を避ける．

⑦ 非難しない．

⑧ コストについて議論しない．

⑨ ユーモア・推測・約束を避ける．

災害時における現行の情報拡散，いわゆる「災害情報管理」はリスク情報管理の概念に組み込まれるべきである．つまり，情報の受け手に，予測されるアウトカム（災害のタイプ，大きさ，重症度）や重要なガイダンス（避難，投薬または予防接種の推奨）を提供することである．さらに，情報自体に加え，その情報がどのように作成されたのかも，情報管理成功のために重要な要素である．

❸ 情報管理計画の立案

●情報管理は複雑になり過ぎないようにする．

施設の緊急対策計画に組み込むべき，情報管理計画のツールやガイドラインを示す．

① 立案の際は，情報管理の専門家を計画策定メンバーに含めるべきである．

② 情報管理計画は，災害の脆弱性解析や過去の類似災害において指摘された問題点を考慮するべきである．

③ 必要なテンプレートを作成し，内外や上下の情報連携に適用する．

④ 情報連携機器や方法は，複雑になり過ぎないように注意する．

⑤ 災害訓練時には，情報管理計画についても一緒に訓練するべきである．

⑥ 適切な患者追跡・診療記録保存を組み込む．

❹ 情報管理計画の実行

情報管理計画の実行には，計画〜物品購入〜訓練における段階的な発展が必要である．その際，病院長の承認や協力は，情報管理計画を成功させるために極めて重要な要素である．組織の統括者は，情報管理のためのデバイスに熟知しておくだけでなく，災害後の情報管理も行えるようにしておかなければならない．計画の成功度を評価する指標を定め，それを用いて計画が十分なものかを評価することが重要である．

おわりに

災害情報管理は災害対策の根幹をなす．完璧な情報管理を行えることは稀で，通常は不適切・やり過ぎ・不十分になることが多い．新しいテクノロジーや改革は，より有効で効率的な情報管理に役立つ可能性があるため，活用するべきである．携帯電話，モバイル・ブロードバンドは情報管理技術の発展において重要となるだろう．情報管理の成功のカギは，入念な計画と現実に即した訓練である．

■　文　献　■

1）Darkins A : Telemedicine and telehealth role in public health emergencies. Disaster Medicine. Koenig K, Schultz C eds, New York, Cambridge University Press, 2010 ; 345–60

2）Dilling S, Gluckman W, Rosenthal M, et al : Public information management. Disaster Medicine. Ciottone G ed, Philadelphia, Mosby Elsevier, 2006 ; 124–9

3）Gidley D, Ciraolo M : Patient identification and tracking. Disaster Medicine. Koenig K, Schultz C eds, New York, Cambridge University Press, 2010 ; 377–88

4）Gifford A, Gougelet R : Intensive care unit microcosm within disaster medical response. Fundamental Disaster Management. Geiling J ed, Mount Prospect, Society of Critical Care Medicine, 2009 ; 2・1-2・14

5）Reynolds B, Shenhar G : Crisis and emergency risk communication. Disaster Medicine. Ciottone G ed, Philadelphia, Mosby Eslsevier, 2006 ; 326–44

8

災害時における倫理的決断：
重要な倫理的原則と倫理委員会の役割

はじめに

　大規模災害の状況下では，ICU の収容能力やヘルスケアシステムに対して大きなストレスがかかる．さらに，過大なニーズや要求をマネジメントする必要も生じる．このような場合に生じる倫理的問題を予想し，対処する過程について予め議論し対策を立てておくことは，実際の災害時の活動を効率的なものにするためには必要不可欠である．

(1) 災害対策計画立案における検討課題

　災害対策計画を立案するにあたり，考慮すべき倫理的な課題について示す．
- 災害時に遭遇する可能性のある倫理問題の俯瞰と対処方針．
- 集団と個々の症例，それぞれに対しての医学的な方針決定．
- 人的資源についての倫理問題（例：絶対的な人数不足，自身の安全への危惧からスタッフが参加をためらう場合により生ずる患者ケアへのマンパワー不足など）．
- トリアージに付随する倫理問題．
- 面会制限や隔離措置に付随する倫理問題．
- 災害時における医療スタッフとその家族に対するサポート．

(2) 立案におけるポイント

　災害対策計画立案において注意すべきポイントを示す．
- 事前の計画がプロセスを容易にする．
- 予期せぬ資源不足に対する計画を立てる．
- 人員不足に対する計画を立てる．
- 災害時における業務内容について全職員を教育する．

　次に，倫理的な問題について概説する．

❶ 災害における重要な倫理問題

　医療のプロフェッショナルが持つ「ケアへの責任感」は時として，災害時における適切な医療判断を誤らせる（例：トリアージによるケアの制限）．また，資源不足の中での優先順位確定は，ICU の災害対策計画の中で最も成文化が難しい概念の一つである．隔離のような他者の人権を規制するような措置は慎重な判断を要するため，ICU の災害対策計画の中に含まれていなければならない．このため，決定権の所在や責任者は誰であるかといった指揮系統は，ICU の災害対策計画の中に明記されていなければならず，策定プロセスの透明性は，ICU の災害対策計画の信頼性を高める上でも担保されなければならない．

　災害時における倫理的決断に際して覚えておくべきことは，これらの決断は通常の倫理的な枠組みを揺るがすような困難な決断を含んでいるということである．ICU におけるケア全体，または個々（患者とスタッフ）の事案に関連する決断は時として困難を伴う．このため事前に計画を練り上げておく必要がある．整備された事前計画は，前もって方針を準備できる可能性を高め，困難な事案への倫理的な態度・手順での対処を容易にする．

　災害対策計画の策定にあたって，ケアの提供者と受ける側，双方からの情報を基にしたプロセスの透明性を確保することは，共通の結論を出すことを容易にする．事前の計画は，透明性を持った一貫性のある ICU での医学的決断を

促す（例：少ない資源の配分）．事前に倫理的原則を理解し採用しておくことで，対策計画に反映させる．倫理委員会は，これらのプロセスにおいて重要な役割を担うことになる．

❷ 災害対策計画策定において最初にやるべきこと

▶ 倫理的懸案を ICU の災害対策計画に正しく組み込むには，どこから始めればよいのか？

▶ 倫理的な要素をそれぞれ，災害対策計画と引き続く訓練の中に確実に明記することから始めなければならない．

1 決定すべきこと

- 決断が必要な案件．
- 決断を下す責任者．
- 計画に参加するべき人（病院内）と公衆から加えるべき人（病院外）．
- 供給不足に陥りそうなものと，それについての対処法．
- 病院で行うトリアージの方法．
- ➡ 誰がやるのか？
- ➡ どの倫理的原則を基にするのか？
- ➡ 必要物品の不足があるのか？
- ➡ 必要な人員の不足があるのか？
- 医療スタッフの責任と，スタッフに対する組織全体の責任．
- ➡ どんなサポートが医療スタッフより患者（被災者）へ提供されるのか？
- ➡ スタッフに，災害時の業務に参加しない・脱退するという選択肢はあるのか？
- ➡ 公的機関や政府からの医療スタッフの補充・サポートがあるのか？

2 よくある失敗

　ICU の災害対策において起こる，最もありふれた倫理関連の計画（と実行）の失敗は次のとおりである．

- ➡ 無計画．
- ➡ 地域と職員に対するリスクの過小評価．
- ➡ 医療スタッフを保護する必要な個人防護具の欠落．
- ➡ 遺体安置所やその他の施設の使用過多に対する対策の欠如．
- ➡ 透明性の欠如．
- ➡ 地域からの信頼の重要性の認識不足．
- ➡ 倫理的な計画を最初から考慮していない．
- ➡ 計画の練習（と教育）の欠如．
- ➡ 倫理的な課題を含む活動における，必要な ICU メンバーの人員不足．

最初に重視すべきは計画性である．

❸ 倫理的観点からの必須のコンセプト

▶ ICU の災害対策計画における主要な倫理的要素とは何か？

▶ 次の2つは明記するべき倫理的要素である．

(1) 医療スタッフに対する「必要なケア」

- ➡ 個人リスクの推定（例：感染症や毒物への曝露）．
- ➡ ICU 責任者の弱点（例：法的な問題）に対するサポート．
- ➡ 周囲や他のスタッフのサポート（例：ケアの制限による精神的な動揺）．
- ➡ 災害中，災害後におけるヘルスケアワーカーの家族のサポート（例：家に帰れないこと，子どもの安全の心配，感染症曝露への心配など）．

(2) 資源供給の制限への対処

　このような状況下では，ケアの優先順位は倫理的基準に沿って明確に定められ，すべての医療スタッフに情報が伝達されなければならない．スタッフは優先順位に沿って継続的に活動しなくてはならない（**表1**）．

表1 災害時において求められる倫理的基準

倫理的基準	説　明
信頼性	災害時に一貫した倫理的判断が下されること
包括性	決断を下す過程には関連する部署・人員に参加してもらうこと
透明性	決断の過程や，その後の情報が関係職員に開示されていること
整合性	決断はエビデンスや合理的な基準に基づいて下されていること
即応性	事態が変化した際に，迅速に見直し・改訂ができること

❹ 優先順位設定の考え方

　何が倫理的な関心を含む潜在的な問題なのか，また，それをどのように分類するのか？
　検討が必要な要素を次に示す．

（1）資源欠乏と優先順位

　トリアージや必要な資機材不足は，頻回に倫理的問題を惹起する．この問題については ICU の災害対策計画の中で，個別に例示しておくべきである．

➡ どの処置や薬品などが全患者に対して必須のものであるのか？
➡ どの処置や薬品などが必須のものではないのか（あると良いもの 対 なくてはならないもの）？
➡ 不足しそうな生命維持装置についての計画は何か（例：人工呼吸器）？
➡ どのように ICU スタッフとその他のスタッフを重症患者のケアに割り当てるか（スタッフの比率，ICU スタッフ以外のスタッフによる ICU 患者のケア，ICU ではない場所での ICU 患者のケアなど）．
➡ 通常の機器や通信が使用できない，混沌とした災害の状況で，いかに患者の個人情報を保護するか？

（2）優先順位設定時の包括性，透明性

　優先順位を事前に設定しておく際には，地域の人々もその過程の正当性・公正性・公平性を認識することが必要である．計画を立て，院内の医療スタッフだけでなく，地域の住民（コミュニティーのリーダーや市民）も同様に策定過程に参加させる．
　院外から招聘するべき人物の例を示す．

➡ 地域住民の代表者．
➡ 倫理学者（倫理委員が最適かもしれない）．
➡ 聖職者（必要があれば）．
➡ 医療以外の専門家（法律，行政など）．
➡ （場合によっては）政府の役人．

（3）トリアージプログラムの決定

　ICU のための明文化されたトリアージプログラムには，次のことが含まれていなければならない．

➡ トリアージプロセスは透明性があり，地域からの信頼と協力を得て，すべての段階で円滑に進まなくてはならない．
➡ 整備されたトリアージ基準は，理想的には災害前の段階で用意されるべきである．
➡ トリアージプログラムは，よく定義され，周知を目的とした広報過程を経るべきである．
➡ 災害脆弱性分析の結果によって，ICU ケア（初期治療や進行中の治療）により最も恩恵を受けられる患者層を特定する．
➡ 災害脆弱性分析により，トリアージが最も

必要な患者層（例：呼吸不全の多数傷病者）を特定する.

➡ 被災者のケアに当たるスタッフにトリアージの優先権が与えられるべきである.

➡ このロジックは，範囲を拡大して，他の公共の福祉のために働いている人にも適用可能である（例：社会的に有用な人；医療・介護スタッフ，警察や日常の秩序維持に役割のある人）.

（4）必要な規制措置

災害時には，倫理的な問題を伴いながらも，個人の自由を制限する医学的必要が生ずる場合がある. ICU の災害対策計画の中には，これらの措置についても事前に決めておくべきである. 主に次のようなものである.

➡ 隔離：必要な要因や基準.
　○ 場所（院内，院外など）.
　○ 人（スクリーニング基準，だれが決定を下すのかなど）.

➡ 労働力の維持と医学的または周辺環境からの保護.
　○ 労働力の保護（例：個人防護具，薬品，優先的な予防接種など）.
　○ 労働力の家族の保護（例：個人防護具，薬品，優先的な予防接種など）.

➡ 結果の規定.
　○ 期待された行動がとられたか.
　○ 基準から外れた行動がとられたか.

▶ 規制についての対外的な発表は必要不可欠：これは ICU 単体の災害対策計画より重要な問題である.

❺ 倫理的問題を包含した計画の立案

次の要素を考慮する.

■ 計画の必要性の認識.

■ 単施設の問題なのか地域全体の問題なのか，また，どのように協働するかの決定.

■ だれを参画させ，会議に招請するかの決定.

■ 施設や地域での倫理的リソース（資源）の評価.

■ 計画立案における倫理的見地の保障.

■ 必要であれば，災害時にこの倫理的見地がどのように利用可能でかつ機能するかの想定.

■ このプロセスにおける以下の責任に対しての優先順位付けやトリアージプロセスにおけるガイドラインの立ち上げ.

➡ 危機の最中における資源利用の優先順位の設定.

➡ トリアージや優先順位付けの時期における，異論のある対策へのプロセスの立ち上げ-誰かの治療法について反対された場合，患者・家族や地域が試すべきオプションとは何か？

■ 施設内で計画について話し合い，また，公衆に通知する.

❻ 計画の実行

■ すべての人が理解でき，かつ情報を引き出せるように過程を明示する.

■ プロセスの最中に，役割と責任について参加者を教育する.

■ 専門家の責任と災害時の関連する法的問題について，期待される役割とともに説明する.

■ ケースシナリオを用いて，トリアージプロセスの使用法を練習する.

■ プロセスの定期的な見直し・改訂を継続する.

☐1 災害の Tips（秘訣）：　避けるべき倫理的ピットフォール

➡ 倫理的見地を最初から計画に盛り込んでいない.

➡ 計画者が見る計画と公衆が見る計画は，必ずしも一致しない.

➡ 公衆の代表者を，計画立案のプロセスに参加させていない．

➡ トリアージ法の計画と練習．

➡ トリアージと患者のケアを行う者への保護の欠如．

➡ 災害時に働くことを拒否する法的な権利と，すべての医療スタッフが持っている専門家としての責任の認識の対立．

おわりに

　計画立案のプロセスは計画が立案されれば終わりというわけではなく，継続して頻回に見直しされるべきものであることを忘れないことが重要である．計画立案のプロセスには透明性があることが重要であり，また，地域住民のことを考慮する視点も必要である．このことに関しては，倫理委員会，地域住民の代表者の意見も取り入れることによって，施設内の話し合いを続けていくプロセスに対する地域からの信頼を強化することが重要である．

（参考文献）

(1) Society of Critical Care Medicine（SCCM）: Preparing Your ICU for Disaster Response. Farmer JC, Wax RS, Baldisseri MR eds, Mount Prospect, 2012

(2) Biddison LD, Berkowitz KA, Courtney B, et al : Task Force for Mass Critical Care : Ethical considerations : care of the critically ill and injured during pandemics and disasters : CHEST consensus statement. Chest 2014 ; 146（4 Suppl）: e145S-e155S

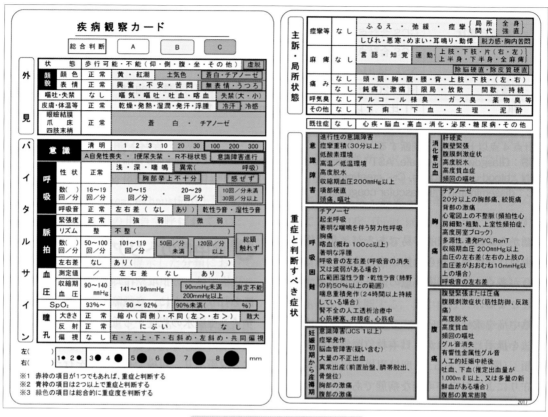

図2　東京消防庁 疾病観察カード

与，CHDF（持続的血液濾過透析），ECMO などの集中治療管理を要した症例もなかった[4]．

❸ 軽症例に対する治療

　軽症例では脱水が病態の中心であるが，経口あるいは経静脈的な水分投与に加えて，冷房によって室温を十分に低下させること，手や顔を濡らしたタオルで拭いて風を当てる，といった手軽な冷却が臨床的には有効である．軽症例では，深部体温上昇が軽度であることが多く，さらに積極的な冷却を必要としない場合も多いが，微温湯をスプレーや濡れタオルで体に湿らせて扇風機や団扇で蒸散させ気化熱を奪う方法（蒸散冷却法）や氷枕や氷嚢を頸部や腋窩に当てる方法（局所冷却法）が積極的な冷却方法である．冷却を行うことで早期の症状改善が期待

される．十分な時間をかければ中等症に進展するような症例にはこのような積極的な冷却法を選択する．

❹ ICU における治療

1　冷 却 法

　重症熱中症に対して，特定の冷却法を支持する確固たるエビデンスはないが，スポーツ選手や軍人に生じる労作性熱中症ではアイスプール（cold water immersion）を用いた冷却が報告されており，蒸散冷却や氷嚢・水冷式ブランケットなどの体外冷却は非労作性熱中症における有効性を示した報告がある．血管内冷却カテーテルを用いた深部冷却（サーモガードシステム®）やジェルパッド式水冷体表冷却（アークティックサン®）などの最新式体温管理装置

表2　血管内冷却とジェルパッド式水冷体表冷却の比較

	血管内冷却	ジェルパッド式水冷体表冷却
デバイスの名称	サーモガードシステム®	アークティックサン®
冷却方法	中心静脈カテーテルに付属した複数のバルーンに冷生食を通して静脈血を冷却する	体表に貼り付けたジェルパッドを冷却し胸壁・大腿部からの伝導により冷却する
保険適用	熱中症，頭部外傷・クモ膜下出血，低体温療法（体温調節療法）	低体温療法（体温調節療法）
利　点	確実な冷却効果	非侵襲的
欠　点	中心静脈穿刺が必要	熱中症に対する保険適用なしパッドによる皮膚トラブル

を用いた冷却による報告も存在する（**表2**）．各医療機関の体制に応じた冷却法を採用するのがよい．

発熱と高体温は別の病態生理学的機序によることから，アスピリンやアセトアミノフェンなどの解熱薬投与は熱中症には無効である．加えて，これらの薬剤は凝固異常や肝障害をきたし得ることから安易な投与は避けるべきである．

2　多臓器不全に対する治療

重症熱中症では，中枢神経のみならず，肝臓，腎臓，血液凝固，循環器などの複数の臓器において臓器不全を呈する．先に述べた熱中症重症度スコアを用いて重症と判断された症例は，今後の臓器障害進展を考慮してICUへ収容することが望ましい．このような症例では深部体温が上昇し続け，直接的な細胞毒性と過剰な炎症反応が惹起されて悪循環を呈して結果的に多臓器不全が完成するメカニズムが想定されている（**図3**）．剖検例においては主要臓器の細胞壊死・アポトーシスや広範な微小血栓と出血が観察されている．過剰な炎症反応は敗血症において観察されるSIRS（systemic inflammatory response syndrome：全身性炎症反応症候群）と似ており，熱中症においては中枢神経障害と血液凝固異常（DIC）が優位であることが特徴的といわれている．加えて，熱中症における腸管血流低下による虚血はバクテリアルトランスロケーションをきたすとされており，エンドトキシン血症が熱中症における多臓器不全に寄与しているとの報告もある．

多臓器不全は3つの段階を経て進展するといわれており，① 高体温・神経障害，② 血液凝固異常（24〜48時間がピーク），③ 肝・腎障害（96時間以降）の順に臓器の障害が認められる．敗血症やSIRSに類似した病態であることから，熱中症における多臓器不全に対する治療は，基本的にはSurviving Sepsis Campaign Guidelineなどの敗血症診療ガイドラインに準じたものでよい．個々の病態に応じた対応は必要であるが，代表的な治療方針を**表3**に示す[5]．

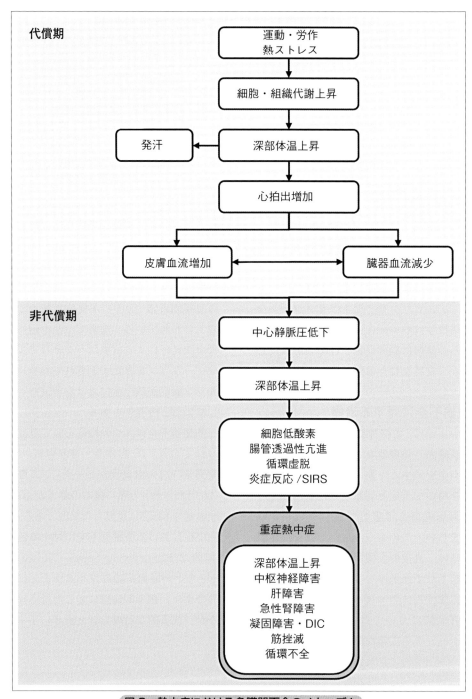

図 3　熱中症における多臓器不全のメカニズム

表3　重症熱中症に対する集中治療（文献5より引用）

一般的処置	・必要に応じて ACLS（advanced cardiac life support：二次救命処置）に準じた心肺蘇生，ECMO による循環呼吸補助を行う ・深部体温（直腸温，膀胱温）を測定し，治療抵抗性の高体温には 38.0℃以下を目標に，体外循環回路（ECMO や血液浄化）を直接冷却する，あるいは冷却した補液（4℃，1,000 mL/30 min）を中心静脈あるいは体外循環回路より投与する ・解熱薬は投与しない ・血液検査は最初の 48 時間では 12 時間ごと，その後は 24 時間ごとに施行する血算，ブドウ糖，動脈血液ガス，凝固能，クレアチンキナーゼ，乳酸脱水素酵素，肝機能（ALT, AST, アンモニア），ミオグロビン，腎機能，尿検査，CRP，血液培養
循環不全	・侵襲的循環モニタリングと心臓超音波検査を施行する ・軽症例ではドブタミンやホスホジエステラーゼ阻害薬，重症例では ECMO による循環補助を行う
急性腎障害	・尿量が 50 mL/kg/h 以上となるよう細胞外液を投与する ・補液不応性であればフロセミド投与（10〜20 mg 静注）を行う ・体液過剰，高度アシドーシスと高カリウム血症に対して血液浄化療法を行う ・電解質補正を適宜行う
意識障害および脳浮腫	・GCS8 点未満であれば気管挿管と人工呼吸管理を行う ・P_{CO_2} 34〜36 mmHg 程度となる軽度の過換気にする ・高張食塩液投与（3% 塩化ナトリウム 100 mL/30 min から開始，血清ナトリウム濃度上昇は 12 mmol/day を目安とする） ・20% マンニトール投与（0.25〜2 g/kg in 30 min） ・ヘッドアップ 45 度 ・高体温を避けるためクーリング継続 ・頭蓋内圧モニタリングを検討する
横紋筋融解症	・最初の 1 時間に大量輸液（1〜2 L/h），その後も 300 mL/h 程度 ・体液過剰にはフロセミド投与 ・重炭酸投与（30 mmol/h，尿 pH ＞6.5 目標） ・高カルシウム血症と代謝性アルカローシス（pH ＞7.5）を避ける
血液凝固異常	・血小板減少と凝固異常に対して適宜輸血製剤を補充する ・血小板数の目標値は，出血傾向があれば 5 万 /μL，なければ 2 万 /μL とする ・凝固異常の目標値は，フィブリノゲン 180 mg/dL 以上，PT-INR 1.5 以下とする ・ヘパリンの投与は避ける ・大量輸血による代謝性アルカローシスに注意する
ARDS	・低用量換気による人工呼吸管理を行う ・体液過剰を避ける
肝不全	・少なくとも 4 日間は肝機能と意識状態を観察する ・肝保護的治療を考慮する（N- アセチルシステイン投与など） ・ラクツロースによる便秘回避と腸内滅菌を行う 肝移植が必要となることはほとんどなく，その有効性を示すエビデンスもない

■　文　献　■

1）Bouchama A, Knochel JP：Heat stroke. N Engl J Med 2002；346：1978-88
2）日本救急医学会 熱中症に関する委員会：熱中症診療ガイドライン 2015. 2015
3）神田　潤，三宅康史，吉池昭一，他：熱中症重症度スコアと予後の関係の再現性について．
　　日職災医会誌 2016；64：203-7
4）日本救急医学会熱中症に関する委員会：本邦における熱中症の現状 -Heatstroke STUDY
　　2010 最終報告 -. 日救急医会誌 2012；23：211-30
5）Epstein Y, Yanovich R：Heatstroke. N Engl J Med 2019；380：2449-59

熱傷・雷撃傷（落雷対策）

井上　貴昭，織田　順，佐々木　淳一

はじめに

　熱傷は日常診療でもしばしば遭遇する傷病であるが，事件，事故のほか，故意による放火や爆発など，多数傷病者（mass casualty incident：MCI）が発生する危険性もある．また，感電事故による電撃傷，落雷による雷撃傷，酸・アルカリの曝露，放射線被曝など，受傷機転も多岐にわたる．いうまでもなく，東京オリンピック・パラリンピックによるマスギャザリングにおいても，様々な機転に伴い熱傷を負傷するリスクは十分に想定され，初期治療のあり方と専門医療機関への搬送基準，また，集中治療室（ICU）における管理について，改めて対策をまとめておく必要がある．

　本項では，一般社団法人日本熱傷学会から報告された『平成30年度厚生労働行政推進調査事業・2020年東京オリンピック・パラリンピック競技大会に向けての救急・災害医療体制の構築に関する研究：重症熱傷診療に関する現状調査と熱傷初期診療に役立つ教育資材の開発』[1] を元に，熱傷MCI事例に対する対応・対策と集中治療室・救命救急センターに求められる管理と戦略について述べる．

❶ マスギャザリングで想定される熱傷の受傷機転

　東京2020オリンピック・パラリンピック招致委員会による予測では，会期中1日当たり92万人の集客が見込まれる[2] といわれており，集客に比例して，熱傷受傷者数も増加することが予測される．日本熱傷学会が報告する熱傷入院患者レジストリー報告[3] によると，熱傷の受傷機転別では，火炎による受傷と高温液体による受傷が約4割弱ずつを占めるが，スタジアムにおける受傷機転を鑑みると，湯茶による不慮の事故がその大多数を占めると考えられる．

　過去に起きたマスギャザリング会場で生じた熱傷MCI事例を表1に示す．いずれも火災・火焰熱傷により多くの死傷者が出ていることがわかる．とりわけ，夏季の野外イベントでは，打ち上げ花火，過激なファンによる爆竹の使用など，火焰熱傷のリスクは高まることが予測される．通常診療においても，広範囲熱傷患者の診療には，1人の患者でさえも，急性期ICU管理，処置，手術など，かなりのマンパワーと時間を要する．したがって，熱傷MCI発生時には，自ずと分散搬送・分散収容を計画せざるを得ない．平時において熱傷診療の習熟度にかかわらず，各施設のICU・救命救急センターが，時に初期評価と安定化，およびトリアージと安全な搬送機能を発揮し，時に遠隔搬送受け入れ機関として熱傷の急性期診療を担う機能を発揮できるように，超急性期の診療を共通認識して対応可能な状態にしておく必要がある．

　同様に夏季の屋外イベントでは，わが国では急な雷雨や台風などによる落雷を想定しておく必要があり，落雷による雷撃傷対策を準備する必要がある．これまでの報告では，1954年から2006年における落雷事故による死亡事例は年間平均16名であるが，近年では農業主体から工業主体への産業構造の変化や，屋外労働から屋内作業の変化などの生活スタイルに相まって，平均3名ほどに減少したと報告されている[4]．一方で，毎年のように報道されるわが国

表 1　熱傷 MCI 事例と雷撃傷 MCI 事例

表 1　熱傷 MCI 事例と雷撃傷 MCI 事例

	発生年	場　所	原　因	死者数	傷病者数
熱傷多数傷病者発生事例					
ブラッドフォード・サッカー場火災	1985	英国	タバコの火に引火	56	256
阪神・淡路大震災	1995	神戸，大阪	火災	504（6,434）	43,773
東日本大震災	2011	岩手，宮城，福島	火災	148（13,895）	4,735
福知山花火大会露店爆発事故	2013	福知山市	カセットボンベに引火	3	59
八仙水上楽園コンサート火災	2015	台湾	スプレー塗料に引火	15	525
京都アニメ放火事件	2019	京都市	ガソリン放火	35	4
雷撃傷多数傷病者発生事例					
長居公園野外イベント落雷事故	2012	大阪市	長居公園屋外イベント時の落雷で死亡	1	0
釣り客落雷事故	2013	東京都北区	釣り人の落雷	1	2
ビーチ落雷事故	2016	糸満市	ビーチにおける落雷	0	4

（　　）内は全死亡者数.

での夏季気温上昇の原因の一つとして，ヒートアイランド現象の関与が指摘されているが，この現象によって上昇気流が生じた結果，近年しばしば経験されるいわゆるゲリラ豪雨の発生により，落雷の頻度が増すことが懸念されている[5]．表1に同様に過去の雷撃傷 MCI 事例を示す．落雷のピークに当たる時期に開催される東京オリンピック・パラリンピックにおけるマスギャザリング会場では，これまで以上に落雷事故 MCI が発生する可能性も懸念され，十分な対応策を講じておく必要がある．

❷ マスギャザリング会場における多数熱傷患者に対する現場対応

1　災害の認識

　マスギャザリング会場において，熱傷 MCI 事例が疑われた場合，まずは現場の安全確認が最も重要である．爆発，火災，漏電など，二次

災害の危険性を十分に考慮して，自らの安全，現場の安全を確認の上で，選手や観客の安全を確認する．

　多数熱傷患者発生が確認された場合は，指揮命令系統の確認（Command），安全状況の確認・避難の要否および避難経路の確認（Safety），連絡手段・連絡経路の確認（Communication），現場評価（Assessment）のいわゆる CSCA の確立を急ぐべきである．災害現場における初動の詳細は他の専門書に譲るが[6]，現場評価の内容として，多数傷病事例であるかどうか（Major incident），発災現場の正しい位置（Exact location），爆発や火災などの災害原因の特定（Type of incident），現場への到達経路の評価（Access），傷病数の把握（Number of casualties），救急車や消防隊，DMAT 派遣などの必要な救急システム（Emergency services）の発動を評価する必要がある．マスギャザリング会場では予め，有事の際のアクション

表2　Artzの基準 （文献7より引用）

重症：熱傷センター，救命救急センターなどの専門施設で入院加療
Ⅱ度熱傷：≧30％TBSA Ⅲ度熱傷：≧10％TBSA 顔面，手，足，会陰部，主要関節に熱傷がある患者 電撃傷（雷撃傷） 化学損傷 生命に関わる合併損傷
中等症：一般病院で入院加療
Ⅱ度熱傷 15〜30％TBSA Ⅲ度熱傷　＜10％TBSA
軽症：外来で通院可能
Ⅱ度 ≦15％TBSA Ⅲ度 ≦2％TBSA

TBSA：total body surface area（熱傷面積）.

プランをマニュアル化し，定期的な訓練を実施するべきである．

2 現場における傷病者対応

　熱傷傷病者に限らず，多数傷病者に対しては緊急度評価（Triage），安全に搬送するための必要最小限の治療（Treatment），適切な医療機関への安全な搬送（Transport）を考慮する必要がある．トリアージの実際については，他の専門書[6]に譲るが，注意を要する点として，熱傷では広範囲熱傷でも気道損傷でも，初期には歩行可能なこともあり，猶予判断になってしまうことである．顔面熱傷の存在，眉毛の焦げや口腔内の煤付着，嗄声など，気道損傷を疑う症例は，速やかな気道の評価と早期搬送を考慮する．熱傷面積10％を超過する広範囲熱傷では，現場から輸液を開始する．創部については，いち早く熱源との接触を離すことを優先し，現場で水道水をかける，ペットボトルの水をかけるなど，局所の冷却，無理のない脱衣を心がける．創部については乾いた清潔なシーツで包被して医療機関へ搬送する．

3 特殊熱傷・雷撃傷に対する対応

　一般的に，化学損傷，電撃傷・雷撃傷，骨折など外傷を合併する熱傷などのいわゆる特殊熱傷は，後述するArtzの基準（表2）[7]でも示されるように，熱傷に慣れた医療機関への搬送を考慮する．しかし，熱傷MCI事例にあっては緊急度判定を実施した上で，速やかに適切な医療機関へ搬送後に，重症度評価と安定化を図り，再度評価の上で転送を考慮する必要がある．

　酸・アルカリの接触による化学損傷では，現場から十分な洗浄が必要である．受傷部位が目に及ぶ時は，機能予後に大きく影響するため，現場から洗浄を開始し，必ず眼科的診察が受けられる施設を選定する．フッ化水素による化学損傷に対するカルシウム含有製剤の投与など，特効的専門治療に代表されるように，原因物質の情報は極めて重要である．現場医療スタッフが化学剤によって二次被害に遭わないように標準予防策が重要である．

　落雷による雷撃傷では，現場において二次被害が及ばないように，現場医療スタッフは特に十分な安全の配慮を要する．雷撃傷および感電に伴う電撃傷では，皮膚よりも深部の神経や筋膜など通電しやすい組織に通電が及ぶため，見

表3　初期輸液の方法（文献12より引用改変）

Baxter（Parkland）		
初期24時間総輸液量	乳酸リンゲル液 4.0mL×BW kg×% TBSA	
輸液速度	上記1/2を最初の8時間，残り1/2を次の16時間で入れることを目安	
輸液調整	適正時間尿量 0.5mL/kg/h	
ABLS2010初期輸液公式		
初期24時間総輸液量	成人	2.0mL×BW kg×% TBSA
	小児	3.0mL×BW kg×% TBSA
	成人（電撃傷）	4.0mL×BW kg×% TBSA
輸液速度	現場 成人	500mL/h
	PS 小児（<14歳）	250mL/h
	乳幼児（≦5歳）	125mL/h
	SS 2.0mL×BW kg×% TBSA	
輸液調整	成人 適正時間尿量 0.5mL/kg/h を維持	
	小児 適正時間尿量 1.0mL/kg/h を維持	
	時間尿量が2時間多い時1/3輸液量減量，少ない時は1/3増量	

TBSA：total body surface area（熱傷面積），BW：body weight（体重），PS：primary survey（プライマリーサーベイ），SS：secondary survey（セカンダリーサーベイ）．

た目より深い熱傷を伴うことが多い．輸液管理として，ABLS2010輸液公式においても，通常の係数2.0mL/kg/%TBSAに対して，係数を4.0mL/kg/% TBSAで算出し，適正尿量も1.0mL/kg/hと考えて輸液管理を実施する必要がある（**表3**）[8]．また，雷撃傷では，現場で心停止をきたす症例も稀ではない．しかし，通常の内因性あるいは外傷性心停止と比較すると，心停止が長めでも予後が良好であった報告は多く，現場から心肺蘇生を積極的に実施するべきである．雷撃傷のMCIに対する診療指針を**図1**に示す[9]．

他部位の外傷を合併する熱傷の受傷機転として，爆発事故が代表的である．近年では2013年ボストンマラソン爆弾テロ，2015年パリ同時爆弾テロ，2016年ブリュッセル爆弾連続テロなど，実例が相次いでおり，今後わが国でも早急に対策と準備を急ぐ必要がある．止血処置を優先し，適切な医療機関への搬送を急ぐ必要

がある[10]．

❸ 熱傷の初期診療と多数熱傷患者に対する初期対応

1 熱傷の初期診療と多数熱傷患者発生時の対応

熱傷の初期診療に関する詳細は各種専門書に譲るが，重症超急性期に求められるのは，①年齢，熱傷面積，熱傷深度，受傷部位による重症度評価（**図2**）[11]，② Artzの基準に基づく適正医療機関の選定（**表2**）[7]，③プライマリーサーベイと初期輸液管理（**表3**）[12]，④減張切開を含む創部局所管理（**図3**）[13]，である．平時から熱傷診療に習熟した施設においては，これらの評価と診療は言うまでもないが，非習熟施設においては，「適切な症例」を「適切な医療機関」に「安全に転送する」ことが重要である．したがって，熱傷症例に対して，①生理学的な安定を図る，②重症度を評価し，自施

雷

安全確認してから！ 自らが受傷者にならない

心停止？ 心肺蘇生を，蘇生成功率は低くない

合併損傷？ 熱傷，外傷，痙攣，不整脈．

落雷で負傷者が発生
- 雷の直撃・樹木などに落ちた雷が人に飛び移る側撃雷（雨宿り）
- 落雷点近くの地面を流れる電流で感電する歩幅電圧傷害
- 屋内でも落雷時に電気器具や金属に触れていて感電

救助場所周囲の安全確認
- 決して自身が受傷してしまわないこと ・落雷中の雨宿りの木から離れる

心停止?→CPR
- 致死的不整脈，心静止，呼吸停止をきたす
- 心停止時間が長めでも**予後良好な場合**があり

雷撃で多数傷病者? → トリアージ
- 雷撃による心停止は蘇生成功率が高め
- **心停止，呼吸停止の治療を優先**（他の外傷と異なる）

Primary survey → ABC の安定化
- 気道確保時は頸椎保護
- 不整脈に備えて心電図モニター

通電による損傷
- 脳出血，肺出血，実質臓器損傷，消化管出血
- 爆傷で気胸，鼓膜穿孔，他の外傷
- 痙攣，脊髄損傷，末梢神経障害，白内障など

医療機関
- 皮膚，軟部組織損傷部位の治療 ・神経症状をあらためて評価
- 不整脈，遅発性痙攣を生じることがありモニタリング ・合併損傷の顕在化に注意

図1 雷撃傷事例に対する対応（文献9より引用）

設における対応の可否を判断する，③ 適正な医療機関を選定する，④ 安全に搬送できる状態であるかの判断を進める．

ⓐ 重症度評価

熱傷の重症度は，前述のように，年齢，熱傷面積，熱傷深度，受傷部位が影響する．熱傷による生体侵襲は，ある程度定量評価が可能であり，これらは予後と強く相関する．年齢については，細胞再生能のターンオーバーより，高齢者ほど不利である．面積の評価は，**図2**に示すように，9の法則，手掌法，あるいは Lund & Browder

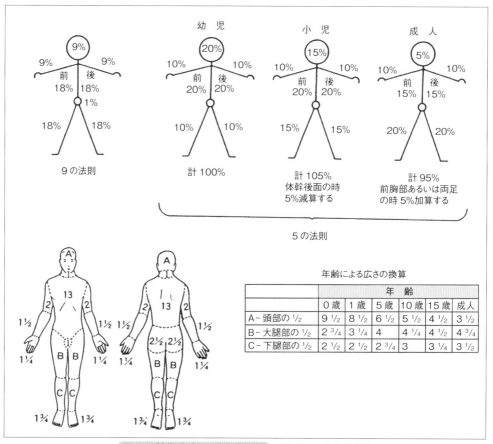

図2　熱傷患者の重症度評価（文献 11 より引用）

の法則を用いて評価される．熱傷面積は，従来初期輸液量の算出に必要であるため，正確性より迅速性が求められる．熱傷深度の評価は，初期には肉眼所見のみでは難しく，ピンプリックテスト（pin prick test）による痛覚や出血の有無の確認が必要である．熱傷部位については，気道損傷を懸念する顔面，機能予後に関わる手掌・足底，感染コントロールに難渋する陰部会陰部に存在する熱傷創などは専門医療機関の管理を要する．

❺　Artz の基準と適正医療機関の選定

表2に示す Artz の基準は，米国において熱傷センターに搬送する基準を示したものとして，1970 年代より用いられている[7]．熱傷の重

症度評価を鑑みて，年齢，熱傷面積，熱傷深度，受傷部位を考慮した基準となっている．わが国では，救命救急センターに搬送する症例の選定，一般病院の入院適応を判断する基準として用いられる．熱傷 MCI 事例においては，初期診療施設において評価後，自施設で診療可能か，広域でも転送を考慮するべきかを選定する上で，重要な基準と考えられる．

❻　熱傷事例に対するプライマリーサーベイと初期輸液療法

熱傷診療の原則として，「熱傷の見た目の派手さに目を奪われることなく，外傷の一つとして，通常の外傷初期診療に準じた対応を実施する」ことが重要である[14]．2002 年より日本外

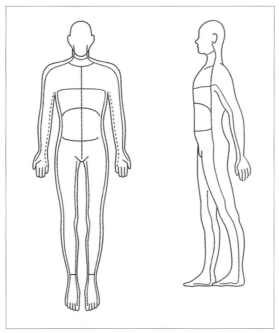

図3　深達性熱傷患者に要する減張切開（文献 13 より引用）
全周性の四肢深達性熱傷および胸部深達性熱傷に適応される．
通常皮膚のみの切開を実施するが，電撃傷では筋膜切開を要することがある．

傷学会・日本救急医学会を中心にわが国で広く普及している JATEC コースが示す外傷初期診療と同様，生理学的安定性を評価するプライマリーサーベイ（primary survey：PS）として，A 気道，B 呼吸，C 循環，D 意識，E 体温の評価と，その安定化が何よりも優先される[15]．熱傷の場合，時間進行によって生じる声門浮腫による窒息，一酸化炭素中毒による意識障害，合併損傷に伴う出血性ショックなど，ピットホール（pitfall）に陥りやすく，PS による ABCDE の評価と安定化は極めて重要である．PS を通じて生理学的安定性を確認・確保した後に，受傷機転や体重，熱傷面積や部位，熱傷の重症度などを解剖学的に評価するセカンダリーサーベイ（secondary survey：SS）にその評価を進める．

A. 気道管理（airway）

気道狭窄音，嗄声などの気道閉塞所見が明ら

かであれば躊躇なく気道確保を実施する．吸入損傷によって喉頭が浮腫をきたすと窒息するリスクもあり，タイミングを逃すことなく気管挿管を実施する．また，熱傷面積が 40% 以上に及ぶ広範囲熱傷では，大量輸液を要し，また浮腫の増強や侵襲を伴う創処置に対する鎮痛・鎮静が必須となるため，気管挿管を要することが多く，タイミングを逃すことなく実施する．挿管困難症を想定して，喉頭鏡に加えて，マックグラス（McGRATH™），エアウェイスコープ®（Airway Scope），気管支ファイバーなど，様々な気道確保デバイスの用意を周到にしておく．熱傷 MCI 事例が生じた際は，安全な気道確保と気道クリアランス，および搬送時間を考慮し，気管挿管は躊躇なく実施する必要がある．

B. 呼吸補助（breathing）

熱傷患者において呼吸困難の愁訴および低酸

素血症は好発するが，受傷からのタイミングで
その原因は全く異なることを念頭に置く．現場
や搬送直後の呼吸困難は，一酸化炭素やそのほ
か火災現場で発生する有毒ガス中毒の可能性が
あり，高濃度酸素投与を原則とする．受傷後数
時間を経過して，進行性に呼吸困難が進行する
際は，嗄声や吸気性喘鳴など，気道損傷による
進行性の上気道浮腫・気道狭窄が疑われ，前述
のとおりタイミングを逃さず気道確保を行う．
さらに，受傷24時間後までに進行性に増悪す
る呼吸困難で，胸郭全周性の深達性熱傷がある
症例では，浮腫の進行に伴う拘束性換気障害が
疑われる．迅速な減張切開の実施を要する場合
がある．受傷数日後より生じる呼吸困難は，血
管透過性の改善に伴うリフィリング（refilling）
に伴う肺水腫や心不全の影響が考えられ，厳重
な呼吸管理や体液管理を要する．また，それ以
降に生じる呼吸困難は，肺炎の合併や無気肺，
急性呼吸促迫症候群（ARDS）の可能性がある．
酸素化の維持において，酸素投与の次には，以
前は必然的に人工呼吸管理を要したが，最近で
は高流量経鼻カニューレ酸素療法（high flow
therapy），非侵襲的陽圧換気（non-invasive
positive pressure ventilation：NPPV）が，用
いられることがある．しかし，酸素化の維持の
みならず，確実な気道確保，適切な換気，有効
な気道クリアランスを考慮すると，急性期は気
管挿管・人工呼吸管理を要することが多い．

C. 循環管理と初期輸液（circulation）

日本熱傷学会熱傷診療ガイドラインに準ずる
と，成人症例では熱傷面積15％以上，小児症
例では10％以上であれば，初期輸液療法の適
応があり，受傷後2時間以内に開始することが
推奨されている[16]．輸液管理については，**表3**
に示すように，1960年代に報告されたバクス
ター（Baxter）公式〔パークランド（Parkland）
公式〕によって，乳酸リンゲル液4.0mL×体
重（kg）×熱傷面積（％）で算出される輸液

量の50％を初期8時間で，残り50％を次の16
時間で投与することを目安に開始することが標
準であった．しかし，近年この輸液管理による
と，fluid creepと表現される過剰輸液によって，
むしろ体重増加と局所の浮腫をきたし，腹部
コンパートメント症候群（abdominal compart-
ment syndrome）や創部の虚血を誘発するリ
スクが指摘されている[17,18]．現在では，輸液量
の算出と調整はABLS2010輸液公式によって
大幅に改訂された[19]．これによると，**表3**に示
すように，受傷現場から前述のプライマリー
サーベイ（PS）の間は，年齢別にリンゲル液
を時間定量（成人：500mL/h，小児（6〜13
歳）：250mL/h，幼児≦5歳：125mL/h）投与
し，セカンダリーサーベイ（SS）で体重・熱
傷面積を確実に評価した後に，2.0mL×体重
（kg）×熱傷面積（％）で輸液量を算出し，PS
で投与した輸液量を除いた量の50％を初期8
時間で，残り50％を次の16時間で投与するこ
とを目安としたABLS2010輸液公式に移行し
つつある．

熱傷MCI事例では，現場からトリアージ医
療機関を経て，熱傷に慣れた医療機関に搬送さ
れるまで，大量輸液を回避するこの輸液量公式
が推奨される．重要な点として，本公式で求め
た輸液量はあくまでも「目安」であり，実際の
ICU管理では適正尿量とされる0.5mL/kg/h
の尿を出すように輸液量を調整する．具体的に
は，適正尿量を下回る尿量が2時間以上続く時
は現輸液量から1/3増加させ，適正尿量を上回
る尿量が2時間以上続く時は，逆に1/3減少さ
せる．浮腫を増強させるため，血清アルブミン
濃度が1.5gを下回らない限り，原則として受
傷24時間以内はアルブミン製剤の輸液は回避
する．

D. 意識レベルの評価と原因検索
　（dysfunction of CNS）

原則的に，通常熱傷患者の意識は清明である．

表4 熱傷患者に認められる意識障害の原因

低酸素
一酸化炭素中毒
その他の有毒ガス中毒
鎮痛・鎮静薬の投与中の受傷
受傷前の意識障害の顕在化
頭部外傷の合併
脳卒中など器質的脳疾患の合併
てんかんなどの中枢神経系基礎疾患の存在

したがって，意識障害が存在する際は，**表4**に示すようにその原因疾患を考慮し，精査を要する．最も多いのが，現場における一酸化炭素中毒や低酸素血症であるが，受傷前に生じた脳血管障害や向精神薬・鎮静薬による意識レベルの低下，頭部外傷の合併などを考慮する必要がある[14]．

E．体温保持（exposure & environmental control）

前述のように，熱傷創の管理として，熱源との接触を極力短時間にするため，現場からシャワーやペットボトルの水などで冷却することが求められる．そのため，特に小児例などでは低体温になりやすいので，救急外来やICUの病室室温は上げておき，低体温を回避するように配慮する．

F．創部に対する初期対応と外科処置

熱傷創の深度別対応や，軟膏や創傷保護剤の選択に関する詳細は他専門書に譲るが，急性期には滲出液が多いため，その吸収性と非固着性を考慮する必要がある．また，熱傷MCI発生時に広域搬送を考慮する際は，先方の医療機関と十分にコミュニケーションを図った上で，清潔なシーツで包被して搬送することを原則とし，特殊熱傷でない限り，創洗浄や軟膏塗布は不要である．

全周性の四肢深達性熱傷では経時的に末梢側の虚血症状をきたす危険性があり，また，胸郭の全周性深達性熱傷では，進行性に生じる胸郭浮腫に伴う拘束性換気障害をきたす危険があ

る．いずれも**図3**に示すように，減張切開の適応となることがあり，注意深い観察と躊躇ない実施判断が必要である．熱傷MCI事例で転送を考慮する際は，減張切開の必要性について搬送先の医療機関と十分にコミュニケーションを図った上で実施の要否を決定する．

❹ 多数熱傷患者に対するICUの対応と準備

1 多数熱傷患者発生時のICUの役割

前述のように，広範囲熱傷患者の診療には，物的・人的投資をかなり要するため，熱傷MCI事例発生時に限られた施設に患者が集中すると，その施設の術後患者管理や地域の救急患者対応など，平時のICUや救命救急センターの診療容量をはるかに超えて，通常診療にしわ寄せをきたすことは想像に難くない．したがって，原則的に熱傷MCI発生時には分散遠隔搬送を考慮しなければならない[20,21]．**図4**に熱傷MCI事例に対する対応で求められる医療機関連携を示す．各施設のICUにおいては，熱傷MCI事例に対して，① 現場から一時的に多数熱傷患者を収容し，トリアージ・初期診療の後に，分散搬送させる「ハブ医療機関」としての役割，これとは逆に，② 他施設から複数熱傷患者を受け入れる「ターミナル医療機関」としての役割，この双方の機能が求められる．

日本熱傷学会による，国内救命救急センターを中心とした主要な熱傷受け入れ医療機関294施設に対するアンケート調査（熱傷診療に関す

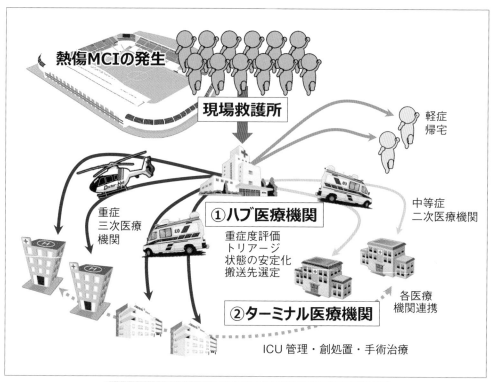

図4　熱傷 MCI で求められる ICU の機能と施設間連携
MCI：mass casualty incident.

る現状調査)[1] では，上記 ① のハブ医療機関として の役割を90％の施設が可能と回答し，受け入れ可能熱傷患者数の中央値は10名であった．一方，② のターミナル医療機関としての役割について，88％が可能と回答し，受け入れ可能熱傷患者数の中央値は2名であった．**図5** に日本熱傷学会の調査による，重症広範囲熱傷受け入れ可能施設と地域別収容可能病床の分布を示す[1]．自施設の重症広範囲熱傷患者に対する surge capacity（収容能力）を平時から認識しておくと同時に，熱傷 MCI 発生時の転送先を地域別に予め選定しておく必要がある．

2　多数熱傷患者搬入時の ICU 管理の実際

　図4 に示すように，多数熱傷患者搬入時には，① ハブ医療機関としての役割，② ターミナル医療機関としての役割が ICU に求められ

る．後者については，熱傷患者に対する ICU 管理そのものが変わるものではなく，通常の熱傷診療で求められる気道，呼吸，輸液・循環，鎮痛・鎮静，栄養，感染，創管理と手術計画，リハビリテーション，メンタルサポートが実施されるべきである．重症熱傷患者の管理は，集中治療で必要とされるほぼすべての管理が要求される "King of intensive care" であり，いわば集中治療医の腕の見せ所ともいえる．

　一方，① ハブ医療機関としての役割において，適切な重症度評価とトリアージ，安全な搬送に耐え得る熱傷初期治療，適切な医療機関選定と安全な搬送が要求される．まさに，災害時における医療の T（トリアージ）・T（治療）・T（搬送）である．熱傷初期診療においての重要事項を**表5**にまとめる．後方搬送病院と情報共有を図りながら，速やかに実施する．気道

重症熱傷患者の集中治療病床数

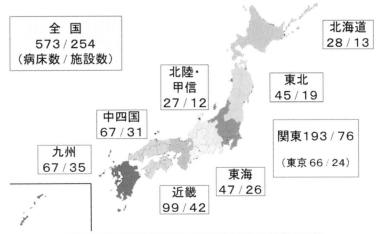

全 国 573 / 254 （病床数 / 施設数）		北海道 28 / 13
北陸・甲信 27 / 12	東北 45 / 19	
中四国 67 / 31	関東193 / 76 （東京66 / 24）	
九州 67 / 35	東海 47 / 26	
	近畿 99 / 42	

図5　重症広範囲熱傷受け入れ可能施設と地域別収容可能病床の分布　（文献 1 より引用）

表5　熱傷初期診療における重要事項

気道管理	嗄声，進行性声門狭窄を予見	
	躊躇なく気管挿管を実施	
呼吸管理	受傷時からの時相による呼吸困難の原因を考慮	
	必要時躊躇なく気管挿管・人工呼吸管理	
循環・体液管理	初期輸液 500 mL/h で開始	
	輸液量の算出と適正尿量モニタリング	
鎮痛・鎮静	意識障害の評価と鑑別	
	適切な鎮痛・鎮静	
体温管理	低体温の回避	
創処置	清潔なシーツで創保護	
	減張切開の必要性を判断	
特殊熱傷の管理	気道損傷	気管支ファイバーによる評価
	化学損傷	十分な洗浄
		フッ素に対するグルコン酸カルシウム局所投与など
	電撃傷・雷撃傷	心電図モニタリング，減張切開の要否，輸液管理
	外傷の合併	損傷部位の画像評価

損傷，化学損傷，電撃傷・雷撃傷，その他外傷を合併した熱傷に対しては，各々に対する特有の初期治療の必要性を判断する．

おわりに

　熱傷 MCI 事例に対しては，出血を伴う外傷症例に比較すると時間的猶予があることが多い．一方で，経時的に状態が変化し，重症化する特徴もあるため，適切な重症度評価による臨床経過の予見と，適切な初期診療による安定化が重要である．また，ハブ医療機関として，あるいはターミナル医療機関として，求められる熱傷診療を途切れることなく実施できるよう，MCI 熱傷事例に対する対策と訓練が必要である．

■ 文　献 ■

1) 日本熱傷学会：平成 30 年度厚生労働行政推進調査事業 -2020 年東京オリンピック・パラリンピック競技大会に向けての救急・災害医療体制の構築に関する研究 - 重症熱傷診療に関する現状調査と熱傷初期診療に役立つ教育資材の開発．2018

2) 東京 2020 オリンピック・パラリンピック招致委員会：立候補ファイル - 第 3 巻テーマ 13 輸送．2013

3) 日本熱傷学会学術委員会：熱傷入院患者レジストリー - 2018 年度（平成 30 年度）年次報告．2018 http://www.jsbi-burn.org/members/login/30_nenjihokoku.pdf（参照 2019-08-20）

4) 横山　茂：落雷事故の統計と事故のメカニズム．電設学誌 2008；28：585-8

5) 環境省：ヒートアイランド現象とは．平成 24 年度版ヒートアイランド対策ガイドライン改訂版．2012；23-7

6) Advanced Life Support Group, MIMMS 日本委員会（訳）：現場の管理．大事故災害への医療対応 - 現場活動における実践的アプローチ（第 3 版）．大阪，永井書店，2013；63-87

7) Artz CP, Moncrief JA：The Treatment of Burns. Philadelphia, W.B. Saunders, 1969

8) American Burn Association：Electrical Injury. Advanced Burn Life Support Course（Provider Manual 2018 Update）. 2019；46-51

9) 日本熱傷学会学術委員会 東京オリンピック・パラリンピック開催準備特別委員会：雷撃傷（東京オリンピック・パラリンピックコンソーシアム資料）．2019

10) 日本外傷学会外傷専門診療ガイドライン改訂第 2 版 編集委員会 編：爆傷．外傷専門診療ガイドライン JETEC（改訂第 2 版）．日本外傷学会 監，東京，へるす出版，2018；285-91

11) 日本熱傷学会用語委員会，熱傷用語集改訂検討特別委員会 編：熱傷面積と重症度．熱傷用語集（2015 改訂版）．2015；52-3

12) 佐々木淳一：熱傷・電撃傷．外傷初期診療ガイドライン JATEC（改訂第 5 版）．日本外傷学会 編，東京，へるす出版，2017；187-93

13) 織田　順：減張切開．熱傷治療ガイド 2014．池田弘人 編．東京，へるす出版，2014；1248-53

14) American Burn Association：Initial Assessment and Management. Advanced Burn Life Support Course（Provider Manual 2018 Update）. 2018；7-22

15) 日本外傷学会 外傷初期診療ガイドライン改訂第 5 版編集委員会 編：初期診療総論．外傷初期診療ガイドライン JATEC（改訂第 5 版）．日本外傷学会，日本救急医学会 監，東京，へるす出版，2016；1-24

16) 日本熱傷学会学術委員会：初期輸液．熱傷診療ガイドライン（改訂第 2 版）．2015；29-41

17) Saffle JL：The phenomenon of "fluid creep" in acute burn resuscitation. J Burn Case Res 2007；28：382-95

18) 大須賀章倫，黒木雄一，宮尾大樹，他：熱傷蘇生輸液．日救急医会誌 2015；26；647-56

19) American Burn Association：Shock and Fluid Resuscitation. Advanced Burn Life Support Course（Provider Manual 2018 Update）2018；31-8

20) 小早川義貴，小井土雄一：多数熱傷患者を伴う災害への対応．熱傷治療マニュアル（改訂 2 版）．田中　裕編，東京，中外医学社，2013

21) American Burn Association：Burn Disaster Management. Advanced Burn Life Support Course（Provider Manual 2018 Update）. 2018；73-9

外傷（銃創・爆傷）

櫻井　　淳，大友　康裕

はじめに

冷戦が終了後の現在の世界状況は，大国の帝国主義化や宗教対立により混沌とした状況となりつつある．今後，わが国ではオリンピック・パラリンピックをはじめとした，様々な国際的なイベント（mass gathering）が開催されるにあたり，このような状況はテロリズム（テロ）などによる多数傷病者事故（mass casualty incident：MCI）の発生が懸念されている．集中治療室（ICU）を担当する医療従事者もテロなど発生時の MCI に対する医療の準備に関し無関心でいるわけにはいかない．テロなどによる MCI の中でも発生確率が高いとされているのは爆発物によるものであり，また，銃撃による MCI も想定しておく必要がある．

本項は，横田らによる平成 29 年度厚生労働行政推進調査事業の「2020 年東京オリンピック・パラリンピック競技大会に向けての救急・災害医療体制の構築に関する研究（H29－特別－指定－004）の分担研究で作成された，銃創・爆傷患者診療指針」より ICU 診療に関連のあるものを抜粋し，テロなどの爆傷・銃創の MCI 時に ICU での診療に役立つ情報を提供することを目的に作成されている．

❶ 銃創・爆傷の診療の流れ

ICU での診療においても，銃創・爆傷の際にどのような考え方で行うかの流れを知ることは大切である．米国での銃創・爆傷の診療を検討し，わが国での MCI 準備の参考にする試みが行われている．米国では 1990 年代後半から米軍特殊作戦群と米国保険医科大学が戦傷救護

のガイドラインとして Tactical Combat Casualty Care（TCCC）作成を開始して特殊部隊や軍隊で導入されている．TCCC でのベトナム戦争での戦傷による実証的検討で，防ぎ得た外傷死は四肢外傷からの出血，気道閉塞，緊張性気胸であった．米国本国では，警察などの法執行機関での銃創・爆傷に対する救急救護のガイドラインともいうべき Tactical Emergency Medical Services（TEMS）により，テロリズムなどの不測の事態が発生した際の救急救護・医療システムが確立しつつある．

米国は銃社会であり，日常でも銃創や爆傷の MCI 発生の懸念があることから，米国外科学会の呼びかけにより，国家としての政策作成のための合同委員会が開催され，「ハートフォードコンセンサス」が発表された．銃創・爆傷では早期の出血制御が生死を分けることがわかっているため，ターニケットや止血資材の使用を救急隊員だけでなく一般人にも行うことが推奨され，実際に教育が行われている．

TCCC や TEMS での病院前の銃創・爆傷のアルゴリズムでは "MARCH" の順番での診療が望ましいとされている．MARCH とは M：Massive hemorrhage（大量出血の制御），A：Airway（気道確保），R：Respiration（緊張性気胸の解除と呼吸管理），C：Circulation（静脈路確保とショックの治療），H：Head injury（低酸素や低血圧などによる頭部外傷の悪化を回避）/Hypothermia（低体温の治療と回避）である．通常の外傷初期診療では ABCDE の順番での診療がなされるが，銃創・爆傷では，まずは目に見える四肢の大量出血を制御するこ

とが最重要である．四肢止血には CAT といった軍事用で比較的簡単な訓練で使用可能なターニケットがある．

　銃弾が飛び交っている危険を伴う地域では，傷者を現場脱出させるのが第一であり，脅威の排除のもとに四肢などの外出血を CAT などで止血する緊急処置を "Care under fire 砲火下の救護" と称する．脱出してきた救護所では未だ危険が残存する地域における処置になるので，迅速に後送救護へと繋ぐ "buy time" の概念に基づき，タイムリーな応急処置のみを行って少しでも早く後方の安全な地域へ負傷者を送るべきである．大量傷者が発生した場合には時間をかけたトリアージの実施よりも，迅速に後送することを優先するべきである．一カ所の病院に後送するか分散搬送するかは，発生場所にもよるので，論議のあるところであるが，TCCC の概念からは一カ所に速やかに送るほうが "buy time" の概念に一致する．よって，MCI 発生時には発災地の近隣病院に傷病者をまずは直近の大規模病院に後送して，そこから分散搬送となるシステムも考えられる．

　ICU の医師は，出血，気道閉塞，緊張性気胸の症例が処置終了後に ICU に搬入されること，ベッドのリソースとは無関係に発災地の近隣病院ということで傷病者が搬入されてくることを知っておく必要がある．

❷ 銃創患者に関する診療

　銃創の扱いで集中治療医が知っておくべきことは以下である．

1　銃弾の取り扱いについて

▶遺残した銃弾は下記の銃弾摘出の適応に当てはまる場合以外摘出する必要はない．

- 銃弾そのものにより動静脈の塞栓がある場合．
- 心室壁に陥入している場合．
- 関節滑膜液や脊髄液，眼球と弾丸が接触し

ている場合（鉛中毒の可能性）．

- 腸管を貫通後，骨に埋まり込んでいる場合（骨髄炎のリスク，取り出せない場合は創洗浄後に 10 日間の広域スペクトラムの抗菌薬を投与）．
- その他，感染や臓器損傷のリスクが高いと判断された場合．

▶摘出した銃弾の処理は警察に確認する．

▶受傷から 6 時間以内に創洗浄を行う．

▶抗菌薬の適応は，骨折を伴う，ショットガンによる銃創，治療開始まで時間を要している，汚染が高度，糖尿病がある．

▶破傷風予防も必要である．

▶銃弾の射入口，射出口は汚染物の付着の可能性があるため早期閉鎖は行わない．一定期間感染徴候がなければ閉鎖可能である．

2　頭部銃創

- 頭部への銃創の術後では頭蓋内圧上昇が死亡率を上昇させるため，脳腫脹や脳出血のある症例では頭蓋内圧測定を行い，亢進を認めた場合は頭蓋内圧コントロールを行う．
- 感染は，頻度は少ないが死亡率が高い合併症である．黄色ブドウ球菌が最も頻度の高い病原菌であるが，感染予防としては広域スペクトラムの抗菌薬が好まれ，セフェム系が最も用いられる．ほかに，バンコマイシンや嫌気性菌に対してメトロニダゾールの投与や，最低でも 7〜14 日間の投与継続を推奨する報告もある．
- 頭部銃創によるてんかんの発症率は，30〜50％と報告されている．硬膜損傷および脳損傷があると，てんかんの発症リスクは高まる．受傷後 7 日以内に発症するのは 10％未満であり，80％は受傷後 2 年以内に発症するが，18％は受傷後 5 年以降経過してから発症した．頭部銃創においても，早

期てんかんの予防に受傷後1週間は抗てんかん薬を使用するように勧められる．晩期てんかんを予防できないため1週間以上は投与すべきでない．しかし，現実には，損傷した脳組織が大きい場合や晩期てんかんの可能性が高い場合は継続していることが多い．頭部銃創を対象にした薬剤の選択に関する研究はなく，わが国のガイドラインでは，フェニトインの経静脈投与が勧められている．一方，メタ解析ではレベチラセタムとフェニトインは有効率に差がなく，レベチラセタムはフェニトインに比べて副作用が少ないという結果が得られている．

③ 脊椎銃創

- 胸腰椎損傷では，脊椎に銃弾が到達するまでに消化器を貫通している可能性があり，感染のリスクが高くなる．腸内細菌を含むグラム陽性球菌，グラム陰性桿菌の双方をカバーするような広域スペクトラムの抗菌薬が推奨されるが，使用する抗菌薬の種類および使用する期間について統一された見解はない．
- メチルプレドニゾロンは，銃創による脊髄損傷に対して神経学的予後を改善せず，合併症を増加させるため，使用するべきではない．

④ 頸部銃創

- 血管損傷が致死的となり，外傷の primary survey で不安定なら手術となる．安定していたら，hard sign を認めた場合，緊急手術の適応であり，soft sign を認めた場合，multidetector computed tomography angiography（MDCT‐A）を実施し，手術の適応を決定する．ICU で経過をみることもあるので hard sign，soft sign に関し ICU 診療医も知っている必要がある．

- Hard sign（緊急手術の絶対的適応）
  ① 気道緊急（airway compromise）．
  ② 多量の皮下気腫・創からの泡沫．
  ③ 拡大する，または拍動性の血腫．
  ④ Thrill（振戦）の触知・bruit（雑音）の聴取：soft sign とする主張もある．
  ⑤ 活動性出血．
  ⑥ 吐血．
  ⑦ 神経障害．
- Soft sign（緊急手術の相対的適応）
  ① 血管損傷を示唆するもの．
    ・病院前に創から出血
    ・創が頸動脈・静脈の近傍
    ・非拡大性の血腫
    ・わずかな神経障害・脳虚血の徴候
    ・上肢の脈拍消失
  ② 気道損傷を示唆するもの．
    ・声の変化・嗄声
    ・触知可能な捻髪音（palpable crepitus）
    ・血痰
    ・創部からの空気の漏れ
    ・X 線写真で頸部・縦隔に air が存在
  ③ 食道損傷を示唆するもの．
    ・深頸部痛
    ・吐血
    ・嚥下痛
    ・嚥下困難
    ・X 線写真で頸部・縦隔に air が存在
- Hard sign，soft sign ともに陰性の場合は24〜36時間の経過観察後に退院可能と考えられるが，triage 判断の迅速化および医療資源の節約（経時的に経過観察を行うための人的資源，経過観察用ベッドなど）のために全例 MDCT‐A を行うという考えもある．

⑤ 胸部銃創

- 循環動態が安定して ICU に入室した後の

管理に関し必要な部分を記載する．胸腔ドレーンチューブからの150〜200 cc/h の出血が2〜4時間持続する場合は開胸手術の適応であり，状況に応じて VATS（video-assisted thoracic surgery）も選択肢の一つとなり得る．24時間で 1,500cc 以上の出血を開胸基準とすると，合併症の減少につながることが示唆されている．また，胸腔内血液が適切に排出されていない場合，胸腔ドレーンからの出血量のみを指標にすると，損傷の重症度を過少評価することにつながる．また，遺残血胸は膿胸の重大なリスクになることを知る必要がある．遺残血胸を認めた患者の 26.8% で膿胸を発症したとの報告もあり，300 cc を超える遺残血胸を認めた場合は，何かしらの追加治療（VATS などによる遺残血胸除去）が必要となる可能性が高い．持続するエアリーク（air leak）を認める場合は VATS を検討するべきであり，受傷後3日目まで続くエアリークを認めた場合には VATS を施行することで，入院期間などが短くなることが報告されている．

6　腹部銃創

● すべての腹部穿通性外傷患者に対して，術前に好気および嫌気ともにカバーする広域の抗菌薬を単回投与する．大腸損傷を伴った場合は，抗生剤使用期間にかかわらず SSI（surgical site infection：手術部位感染）は高い．

7　四肢銃創

● 銃創・爆傷は高エネルギー外傷であり，コンパートメント症候群などの発生などに注意しながら術後 ICU 管理を行うことが望ましい．

❸ 爆傷患者に関する院内診療

爆傷は以下の1〜5次の損傷形態に分けられる．

・1次…衝撃波による爆傷肺，鼓膜損傷，腸管破裂，腹腔内出血，眼球破裂，脳震盪．
・2次…飛来する異物による穿通性外傷，眼球内異物．
・3次…爆風によって飛ばされて生じる鈍的外傷，その際鋭利な物に刺されば鋭的外傷．
　四肢轢断（形態によっては1次に分類されることがある）．
　建物崩壊の下敷きによる鈍的外傷やクラッシュ症候群．
・4次…爆風の成分による損傷：熱傷，中毒，放射線被曝，肺障害．
・5次…基礎疾患の悪化，精神障害．

最初の1時間に爆傷により生存した症例中，半数から3/4を占める軽症爆傷被災者が医療機関を自力で受診し，その後，救急車などによって重症例が搬送されてくる（"upside-down" triage）．したがって，受け入れ医療機関は最初に受診してきた患者への対応の際に余力を残しておく必要がある．

衝撃波に伴う遅発性の肺損傷（血気胸，肺水腫，空気塞栓など），消化管損傷があり，疑わしきは4〜6時間の経過観察，48時間は患者・家族に対しての注意喚起が必要となる．また，さらに晩期では精神・神経学的後遺症が注目されている．

臓器別損傷は以下のものが考えられるため ICU で経過をみる際にはこれらの損傷を念頭に置いて診療を行う．

・聴覚器…鼓膜損傷，耳小管損傷．
・視覚器…眼球破裂，異物，空気塞栓．
・呼吸器…爆傷肺，血気胸，肺挫傷，肺動静脈

瘻，空気塞栓，誤嚥性肺炎，敗血症，上下気道粘膜損傷．
・消化器…消化管破裂，実質臓器損傷，腸管虚血（空気塞栓）．
・循環器…心筋挫傷，心筋梗塞（空気塞栓），迷走神経反射，循環不全，末梢動脈塞栓（空気塞栓）．
・中枢神経…脳震盪，閉塞性もしくは開放制脳損傷，脳卒中・脊髄梗塞（空気塞栓）．
・腎不全…鈍的腎損傷，横紋筋融解症，ショックや脱水による腎不全．
・四肢…轢断，骨折，クラッシュ症候群，コンパートメント症候群，熱傷，穿通性損傷，末梢動脈塞栓症（空気塞栓）．

次に，ICU 入室後に特に関連があると考えられる爆傷肺，消化器障害，聴覚器損傷，クラッシュ症候群，熱傷，メンタルヘルスに関して述べる．

1 爆傷肺

ⓐ 背景
● 爆傷肺は衝撃波により無呼吸，徐脈，低血圧の３徴を呈する．
● 爆傷現場および当初生存した症例の第一の死亡原因となる．

ⓑ 臨床症候
● 呼吸困難，喀血，咳，胸痛．
● 臨床症状として，呼吸困難，低酸素血症が胸部打撲を受けなくても生じ得る．
● 徴候：頻呼吸，低酸素血症，チアノーゼ，無呼吸，喘鳴，呼吸音低下，循環不全，気管支瘻，空気塞栓，血気胸を合併し得る．

ⓒ 診断
胸部 X 線撮影：バタフライシャドウ（蝶形陰影），動脈血液ガス分析，超音波検査，CT

で診断する．

ⓓ 治療
● 前述の検査は，蘇生行為を実施しながらの施行となる．
● また，閉鎖空間での受傷，火災の曝露，長時間下敷き，化学剤や生物剤への曝露はさらなる検査が必要となる．
● 多数傷病者が発生した場合，上記の診断手段は用いることができなくなることがある．
● 肺挫傷の治療と同様，輸液は少なすぎず，多すぎずが望ましい．
● 高濃度酸素投与，必要に応じてバッグ換気，気管挿管を行う．
● 気道閉塞症状，肺水腫，多量の喀血はただちに気管挿管を行う．
● 多量の喀血患者や胸腔ドレーンからの大量のエアリークは分離肺換気を考慮する．
● 多量の血気胸は速やかに胸腔ドレーン留置を行う．
● 換気不全の症例には速やかに気管挿管が必要である．
● 陽圧換気では緊張性気胸や空気塞栓症状に注意する．
● 空気塞栓症に対しては高濃度酸素投与，腹臥位，左側臥位などの体位管理とともに高気圧酸素治療を考慮する．

ⓔ 継続対応
● 明確な外来フォロー，入退院基準がない．
● 爆傷に曝露された患者は繰り返しの評価が必要．
● 爆傷肺罹患者は ICU 管理が望ましい．
● いかなる患者の主訴も爆傷肺との関連を考えて管理する．
● 退院の是非は爆傷肺よりも合併した他の臓器損傷に依存することが多い．
● 胸部 X 線撮影，動脈血液ガス分析結果が

正常で主訴が何もない症例は4〜6時間の経過観察の後，外来フォローも考慮する．
- 生存者の1年後は主訴もなく，胸部X線撮影所見，呼吸機能も正常であったとの報告がある．

2 爆傷による消化器障害

入院後の経過観察中に症状が現れる可能性もあるため，ICU診療医はこれらの疾患に関しても知識が必要である．

ⓐ 背景
- 爆傷から当初生存した症例の死亡原因となる．
- 消化器障害の発生頻度は患者の背景，曝露した爆発の程度によって全く異なる．
- 閉鎖空間，水中爆発での曝露では消化器合併の頻度が上昇する．
- 小児では消化器合併の頻度が上昇する．

ⓑ 臨床症候
- ガスを含む消化管（特に大腸）が障害されやすい．
- 消化管穿孔，粘膜障害，腸間膜損傷，実質臓器損傷，精巣破裂が生じ得る．
- 腹痛，悪心，吐血，下血，陰嚢痛，裏急後重（しぶり腹），原因不明のショックでは爆傷に伴う消化器障害を考慮する．
- 当初は無症状でも，後に急性腹症や敗血症の原因となり得る．
- 腹痛，反跳痛，筋性防御，腸雑音消失，悪心，嘔吐，発熱，脱水，貧血，ショック症状を呈し得る．
- 腹部症状を呈する受傷機転では，2次，3次受傷機転による穿通性もしくは鈍的外傷が多いが，1次損傷による障害や空気塞栓による症状も発生し得る．
- 水中爆発は空間よりも3倍程度，消化器が障害されやすい．

- 小児は消化器障害が生じやすい（腹壁が薄い，肝臓，脾臓比率が高い）．
- 消化管の中で大腸障害が多い（穿孔，出血）．

ⓒ 診断
穿通性や鈍的腹部外傷に準ずる．繰り返しの評価が必要．放射線学的検索の要点：フリーエア（free air），イレウス，腹腔内出血，実質臓器損傷，膿瘍形成の有無．

ⓓ 治療
- ABCマネジメント（management）．
- 絶飲食で管理する．
- 救急外来では異物除去を行わない．
- 抗菌薬と破傷風トキソイドを投与する．
- 評価の繰り返し（診察と検査）：X線撮影，CT，超音波．

ⓔ 継続対応
腹部傷害が疑わしい症例では，繰り返しの評価が必要である．

3 爆傷による聴覚器障害

ⓐ 背景
爆発の衝撃波による損傷では鼓膜損傷が典型的である．しかし，以前の報告と異なり，鼓膜損傷の存在は，衝撃波による他の損傷の存在の指標とはなり得ないとされている．衝撃波により鼓膜のほか，内耳も障害を受けやすい．症状としては，耳鳴り，耳痛，聴覚障害，眩暈である．まずは，生命に関わる障害の評価が優先されるため，聴覚器損傷は見逃されがちであるが，簡単なスクリーニングにより，後遺症としての聴覚器の問題を減少させることが可能である．

ⓑ 臨床症候
- 外耳：飛来物質による損傷（2次），耳軟

骨損傷も生じ得る.

- 鼓膜：衝撃波による損傷を受けやすい. 衝撃波により鼓膜は緊張して内側に圧出される.
  - 鼓膜出血から破裂まで様々な形態を呈する. 一側性, 両側性と様々である.
  - 鼓膜破裂も線状, 小孔, 複雑型と様々である.
- 中耳：耳小骨骨折や脱臼が生じる. 特に衝撃波が強い場合である.
  - 真珠腫の発生により中耳や側頭骨の重要構造物が破壊されることもある.
  - 聴覚障害としては, 鼓膜, 耳小骨障害, 前庭障害, 聴覚神経障害, 髄膜炎や脳膿瘍による中枢神経障害により, 伝音, 感音障害ともに生じ得る.
  - 髄膜炎や脳膿瘍は致命的なこともある.
- 内耳：衝撃波により内耳障害も生じ得る.
  - 数日から数週間に及ぶ一過性聴覚障害の症状を呈することもある.

ⓒ 初期対応

生命に関わる損傷の評価と治療を優先する. その後, 必ず聴覚と鼓膜の評価を, 耳鏡を用いて行う. 鼓膜損傷の存在は他の爆傷の衝撃波による臓器障害の存在を示唆する指標にはならない.

ⓓ 治療

- 外耳道の異物は除去し, 清潔に保つ. 軟骨が露出している場合は, 洗浄後閉鎖する. もし, 耳介が消失していたら, 耳軟骨は周辺組織に埋め込むこと.
- 鼓膜破裂の治療：保存的に行う. まずは清潔を保ち, 凝血塊があれば, 丁寧に取り除くことである. また, 専門家に紹介する. 鼓膜や中耳に損傷があれば, 清潔にした後, 抗菌薬を点耳する.

- 中耳と内耳の治療については, 専門家へのコンサルトは, 緊急性はないが必須である.
- 爆傷被害者は必ず聴覚の評価を行うこと. 患者が気づいていない時もあるからである.

ⓔ 継続対応

- 単純な鼓膜損傷のたいていは3カ月以内に自然治癒するが, 複雑な鼓膜破裂は, 外科的な治療が必要なことがある. 鼓膜形成術は自然治癒しなかった場合に行う.
- 鼓膜破裂は特に損傷が大きく, 自然治癒しない場合に, 真珠腫の発生率を高める. その場合, 最低2年間のフォローが必要である.

4 爆傷に伴うクラッシュ症候群
ⓐ 背景

- 爆発に伴う建築物崩壊により下敷きになることで, クラッシュ症候群が発生し得る.
- 原因の箇所の頻度は下肢（74％）, 上肢（10％）, 体幹（9％）の順となる. クラッシュ症候群は局所症状とともに全身状態の合併症を伴ったものである. 横紋筋障害とこれに伴う炎症反応の続発, カリウム（K）を中心とした電解質異常である.
- クラッシュ症候群は局所の悪化, 臓器不全, 代謝異常〔アシドーシス, 高K血症, 低カルシウム（Ca）血症〕を引き起こす.
- 地震被害では2～15％の発生頻度で, そのうちの約50％が急性腎不全を合併し, 半数以上が筋膜切開を要する. さらに, 急性腎不全患者の50％が透析を要する.

ⓑ 臨床症候

- 下敷き状態からの解放により, 虚血再灌流障害が生じて, 循環不全, 急性腎不全, 代

謝障害が生じる．これにより急死することがある．

- 循環不全：大量輸液が必要となる．
- 症例によっては最初の 48 時間で総輸液量は 12L を超えることがある．
- 3rd space に体液がシフトすることにより，組織内圧が上昇して，コンパートメント症候群が発生し得る．
- また，ショック状態が急性腎不全の一因となる．
- 急性腎不全：横紋筋融解により，ミオグロビン，K，リン，クレアチニンが血中に放出される．これらにより腎不全や電解質異常が惹起される．
- 代謝異常：Ca は細胞内に取り込まれ，低 Ca 血症の原因となる．
- そのほか，高 K 血症，乳酸上昇による代謝性アシドーシスが生じる．
- 高 K 血症と低 Ca 血症の併存が致死的な不整脈の誘発に関わる．さらに，代謝性アシドーシスがそれを悪化させる．コンパートメント症候群が合併すると，さらに組織の虚血が進行し，病態悪化に関与する．

ⓒ　治　療

- 病院前：4 時間以上の下敷きから解放される前に輸液を行う．しかし，1 時間の下敷きでもクラッシュ症候群は発生し得る．もし，輸液ができない場合，罹患肢のターニケットの着用を考慮する．
- 病院内：ショックに対して 1.5L/h までの輸液を行う．
- 腎不全：輸液を行う．マンニトール投与を考慮する．尿量は 300 mL/h を確保するように努める．
- 血液浄化法の早期の導入を検討する．
- 代謝性アシドーシス：重炭酸を用いて尿の pH が 6.5 以上になるようにコントロール

する．これはミオグロビンと尿酸の腎への沈着を防ぐためでもある．

- 高 K 血症，低 Ca 血症は，10% グルコン酸 Ca を 10 mL iv もしくは 10% $CaCl_2$（塩化カルシウム）10 mL iv，重炭酸　1meq/kg をゆっくり投与；regular　インスリン 5〜10U ＋ 50% ブドウ糖　1〜2 アンプル iv，ソルビトールを添加したケイキサレート 25〜50 g 経口もしくは経腸投与を考慮する．心室性不整脈は心電図のモニターが必要で，心停止に適切に対応する．
- コンパートメント症候群：区画圧の測定を可能であれば行う．
- 必要に応じて筋膜切開による減張を考慮する．その際は，創部は解放として，抗菌薬，破傷風トキソイドを投与する．
- 患肢は冷却し 5P's：pain, pallor, paresthesia, pain with passive movement, pulselessness を評価する．
- 下敷き患者は健康そうにみえてもフォローする．
- 初期輸液の開始が 12 時間以上遅れると，急性腎不全の発生率が増加する．

ⓓ　継続対応

- 急性腎不全の腎代替療法は 60 日に及ぶことがある．
- 敗血症を合併しなければ，腎機能は正常化することが多い．

5　爆傷に伴う熱傷
ⓐ　背　景
- 熱傷は 4 次損傷に分類される．
- 爆発に伴う火球が体の露出部分（顔，首，手など）に火炎熱傷を生じ得る．
- 閉鎖空間での爆傷の場合，気道熱傷の危険性が高まる．
- 爆傷肺と熱傷の合併症例では輸液療法が対

立するため，治療指針が難しくなる.

ⓑ　臨床症候
- 多くの爆傷患者の熱傷面積は 20% 未満であるが，ほかの爆傷合併症が発生しやすい.
- 気道熱傷の発生率は，閉鎖空間で発生した爆傷で初期に生存した症例の 18% 程度に生じる.

ⓒ　初期治療
- 酸素投与，熱傷部の洗浄.
- 閉鎖空間での受傷は気道熱傷を疑う. 鼻腔，口腔内の煤，痰に煤が混在の場合も気道熱傷を疑う.
- 一酸化炭素中毒，シアンレベルに注意する.
- 気道の問題がある場合，速やかに挿管する. 喉頭浮腫に伴う窒息症状は致死的である.
- 気道系に関して，洗浄などの介入が必要な場合は入院させる.
- 爆傷肺に罹患している患者への人工呼吸器管理は，緊張性気胸や空気塞栓の危険性を増加させる.
- 気道熱傷の患者は上記の危険性をさらに高める.
- 輸液療法は 15% 以上の II 度以上の熱傷に必要となる.
- 尿量が確保できるように輸液を行う.
- 不十分な輸液量は死亡率を高める.
- 重症熱傷に対して受傷後 4 時間以降での輸液療法の開始は，100% 近い死亡率となる.
- 乳酸加リンゲル輸液　$4cc \times$ 体重（kg）$\times$ % TBSA/24 時間
  （TBSA：total body surface area, 体表面積）
- 8 時間で上記の半分量を輸液する.
- 熱傷治療を行っている患者では爆傷肺の合併に留意する.
- 疼痛コントロール：麻薬の投与.
- 多数傷病者の場合，医療資源を鑑みて治療を行う.
- 破傷風トキソイドの投与.
- III 度熱傷には減張切開や escharotomy（焼痂切開）が必要となる.

ⓓ　継続対応
- 気道熱傷は ICU 滞在期間と死亡率に関与する.
- 30% < TBSA は死亡率と関連する.
- TBSA 面積，気道熱傷，年齢は死亡率に関係する.
- 熱傷面積にかかわらず，爆傷肺は全例入院加療が必要である.

6　メンタルヘルス
　爆傷での ICU 入室患者はメンタルヘルスに関し配慮が必要と考えられる.

ⓐ　背　景
- テロの爆傷は国際的にあえて殺傷能力，恐怖，苦悩，混乱を起こそうと意図されている. 自然災害と比較し，テロの爆傷は長期間の精神的な異常をきたしやすい事案となる. 脅威や精神的異常は，自身が損傷したか，家族や友人が損傷したか死亡したか，愛する人の情報欠如，脅威の現場を目撃したか，などの因子により発生率が異なってくる.
- 救援者も多数の死亡者や惨状の目撃により精神面が障害されることがある.
- たいていの脅威，苦悩反応は正常な反応であり，基本的なメンタルアプローチで対応可能である. 臨床医は，生理的，心理的，認識的，行動異常の報告を真摯に受け止める必要がある.

ⓑ　臨床症候

- 身体：疲労，消化器症状，心窩部や喉の違和感，頭痛，慢性疾患悪化，身体的不調の訴え，動悸.
- 精神：抑うつ，悲嘆，イライラ感，怒り，憤り，不安，恐怖，絶望感，疑心感，罪悪感，突発的な気分変動，感情的麻痺，不平等感.
- 認識：混乱，見当識障害，悪夢の繰り返し，災害への没頭，集中力欠如，短期記銘力障害，判断力低下，信頼していたものへの懐疑，優柔不断，悩み，集中できる時間の短縮，記憶喪失，不要な記憶，自己非難.
- 行動異常：不眠，簡単に泣く，日常行動が異常な活発化，他人との衝突，異常な警戒感，驚愕反応，孤立感，不信感，イライラ感，拒絶感，遠距離感，断定的，異様なリーダーシップ，飲酒量や喫煙などの増加.

ⓒ　初期対応

- 精神的応急対応を患者，家族，救援者に必要に応じて提供する.
- 連絡手段や語らいの場の確立，安全な場所を確保，必要に応じて身体的に安定化を図る.
- 最新の必要とする情報を集約して提供する.
- 患者に不用に災害状況を語らせない.
- 日常生活の補助.
- 苦悩反応へどのように対応するかの情報や教育を提供する.
- 必要に応じて精神的な加療ができるような体制づくり.
- 患者の置かれている状況は今後のことに関して，正確で，タイミングよく，信頼できる情報を提供する.
- 患者，家族には苦悩を生じる現場や騒音環境から静かな場所へ隔離する. 子どもと患者の隔離は最小限度に留める.
- 病院，社会のサービス，宗教の提供などは適切化する.
- 下記の症状出現時は精神科へ紹介する.
  - 見当識障害：日付，場所，最近の出来事がわからない.
  - 高度な不安感や興奮：異常な動揺，不眠継続，悪夢の連続，フラッシュバック，妨害的な思考.
  - 解離感覚：感情解離，思考流出，現実感の欠如，時間歪曲.
  - 過度なうつ反応：絶望感，役立たずの感覚，容赦ない罪悪感，原因がなく泣く．精神：幻聴，幻覚，感覚麻痺，一つの思考に取りつかれる.
  - 自立性の欠如：食事，入浴ができない，他人に依存，通常のことができない.
  - 自殺や他害の考えや計画.
  - 酒やドラッグへの過度な依存.
  - 家庭内暴力.
- 救援者への配慮が必要. 救援者も精神的障害を受ける可能性に留意する.
- 自身や協働，管理側に，身体，感情，認識，行動の問題が生じているか評価する.
- 休憩を強制的に取らせる.
- バディーを組ませて判断させる.
- 必要に応じて，精神的応急対応を提供する.
- 必要に応じて，精神科へ紹介する.
- 救援者の仕事ぶりにより家族への精神的なストレスがかかっている可能性を考慮する.
- 多くの心理的反応は正常で，特に治療介入なく自然緩解する. しかし，すべての患者，家族，救援者に精神的応急対応が取れる体制づくりは必要である.
- 社会的ネットワーク内で生活している人，たとえば家族，宗教団体に属する人は，そ

うでない人と比較して精神的な問題は生じ
にくい.
● 苦悩やメンタル異常が持続する場合は専門
　家へ紹介する.

　より知識を深めたい方には，銃創・爆傷患者
診療指針（http://2020ac.com/documents/ac/
04/2/1/2020AC_JAST_gun01_20180920.pdf）
を通読することを推奨する.

4 中　毒

奥村　徹，三瀬　雅史，吉岡　敏治

❶ 中毒多数傷病者の想定

　中毒における中毒事故，中毒災害においての多数傷病者発生には，以下のような場合が考えられる．すなわち，① 化学工場での，もしくは危険な化学物質輸送時の事故，② 危険な化学物質のばらまき，③ 危険な化学物質の飲食物，医薬品への混入，④ いわゆる古典的な化学剤を使った化学テロ，⑤ 危険な化学工業品（塩素，アンモニア，農薬，フッ化水素などの toxic industrial chemicals：TICs）を使った化学テロなどが考えられる．最近では，国際的なスポーツイベントの開催に伴い，テロへの関心が高まっているところである．

❷ 古典的な化学剤を使ったテロの場合

　特に，古典的な化学剤を使ったテロの場合，集中治療領域で最も影響が大きいのは，神経剤とびらん剤である．神経剤では，気管攣縮により気道の確保が困難となり，気道分泌物も増加し，ついには呼吸停止に至る．すなわち，人工呼吸管理の必要性が高まる．びらん剤では，皮膚の化学損傷の管理が重要となるが，通常の熱傷と比べ，治癒傾向が遅く，より長期間の加療が必要となる．これは，長期間，熱傷ベッドを占有するという意味において大きな影響がある．一時に多くの熱傷患者にいかに対応するべきかは，熱傷の項に譲る．

❸ 東京地下鉄サリン事件から考える

　そこで，わが国における化学テロの事例として，東京地下鉄サリン事件を改めて振り返りたい．松本のサリン事件では，12kg の高濃度サリンを，2t（トン）トラックを改造した噴霧車から熱で強制気化させ，換気扇を使って噴霧．被害者 600 名のうち 8 名が死亡（死亡率 1.3％）した．一方，東京地下鉄サリンでは，30％ の濃度のサリン溶液 5.4kg が撒かれ，自然気化による散布が行われた．被害者 6,000 名のうち 13 名が死亡（死亡率 0.2％）した．すなわち，東京地下鉄サリン事件が，松本サリン事件と同様の濃度で同様の散布方法が取られていたら，さらに多くの死亡者，重症患者が発生したであろうと想定される．よって，未だ人類は，本格的な大都市での化学テロを経験していないといってもよい．その意味で，万が一にも起こってはならない化学テロであるが，万万が一に起こった際には，未曾有の被害を覚悟すべきであろう．しかし，人工呼吸器が足りなくなるのは，集中治療領域では化学テロに限らない．供給側の問題では，停電時，サイバーテロ，システムダウンなどが考えられるし，需要側の問題ではインフルエンザの流行時は起こり得る話であり，その意味では，化学テロに限らず，日頃から避けて通れない危機管理であるといえる．本気で多数の「人工呼吸が必要な患者」に対応するには，究極には，バッグ・バルブ・マスクで持ちこたえるか，ガス駆動式の簡易人工呼吸器を使うか，将来的には，Multiple Ventilator（1

表 1　化学テロ等健康危機事態において備蓄を要する解毒剤（文献 1 より引用）

化学物質名	解毒剤（成分名）	IPCS 解毒剤評価	解毒剤（販売名）
有機リン系，カーバメート系化合物	アトロピン硫酸塩	A1	アトロピン注 0.05％ シリンジ「テルモ」（1 mL）
	プラリドキシムヨウ化物	B2	パム静注 500 mg
	ジアゼパム	A2	ホリゾン注射液 10 mg
シアンおよびシアン化合物	ヒドロキソコバラミン	A1	シアノキット注射用セット
ヒ素・水銀・鉛・銅・金・ビスマス・クロム・アンチモン	ジメルカプロール	B3	バル筋注 100 mg「第一三共」
鉛・水銀・銅	ペニシラミン	C1	メタルカプターゼカプセル 100 mg
タリウム，（放射性）セシウム	プルシアンブルー	B2	ラディオガルダーゼカプセル 500 mg
薬剤性のメトヘモグロビン血症（アニリン系化合物，ニトロベンゼン，アゾ化合物，硝酸性窒素等）	メチレンブルー	A1	メチレンブルー静注 50 mg「第一三共」
メタノール・エチレングリコール	ホメピゾール	A1	ホメピゾール点滴静注 1.5 g「タケダ」

IPCS 解毒剤評価　A：30 分以内，B：2 時間以内，C：6 時間以内に必要.
1：有効，2：広く使用されているが要検討，3：有効性に疑問.

台で多数の患者の呼吸器管理を行うデバイス）も選択肢のうちの一つかもしれない.

❹ 解毒薬の備蓄について

　以上，中毒に関して非特異的治療に関して述べてきたが，中毒の特異的治療といえば，解毒薬治療である. 中毒診療の基本は，解毒薬のある中毒から否定していくのが鉄則である. すなわち，解毒薬をいかにタイミングよく早期に投与できるかに，治療の成否がかかっているといってもよい. では，それぞれの施設でどの解毒薬を用意するべきかの参考になるのが，IPCS（国際化学物質安全性計画 the International Programme on Chemical Safety）による解毒薬・拮抗薬評価で，A1（30 分以内に投与することが望ましい有効性が確立した解毒・拮抗薬）と評価されている解毒・拮抗薬は，特に備蓄を検討する必要がある薬物といえる. 表 1 は，平成 24 年度厚生労働科学特別研究事業化学テロ等健康危機事態における医薬品備蓄及び配送に関する検討（研究代表者吉岡敏治）により，備蓄が推奨される解毒薬である. 昨今の厳しい医療経済状況にあって，使用するかどうかわからない高価な薬剤を備蓄することに関し

ては困難を伴うものと思われるが，地域の中毒診療に責任を持つ集中治療室（ICU）では，高い志を持って備蓄されたい. 特に，IPCS 評価で A 評価を受けている解毒薬は投与を急ぐ必要があり，優先度は高い.

❺ 化学テロ等健康危機事態において備蓄を要する解毒薬

　アトロピン硫酸塩は，IPCS 評価では，A1：30 分以内に使用するべきで，有効性が確立しているとされる. 添付文書上の適応は，有機リン系殺虫剤・副交感神経興奮剤の中毒である. 軽症では，0.5〜1 mg を皮下注射するか，または 0.5〜1 mg を経口投与する. 中等症では，1〜2 mg を皮下・筋肉内または静脈内に注射する. 必要があれば，その後 20〜30 分ごとに繰り返し注射する. 重症では，初回 2〜4 mg を静脈内に注射し，その後症状に応じてアトロピン飽和の徴候が認められるまで繰り返し注射を行う.

　プラリドキシム（PAM）は，IPCS 評価で，B2：2 時間以内に使用するべきで，広く使用されているが，有効性には更なる検討が必要であるとされる. 添付文書上の適応は，有機リン剤

の中毒であり，初回1～2g（小児：20～40mg/kg）を生理食塩液100mLに溶解し，15～30分かけて点滴静注もしくは5分間かけて徐々に静注する．投与後1時間経過しても十分な効果が得られない場合は，再び初回と同様に投与．それでも筋力低下が残る時には，0.5g/hの点滴静注により1日12gまで投与可能である．以上がわが国の添付文書上の用法用量であるが，実際の投与方法，投与量に関しては国際的には議論がある．

ジアゼパムは，IPCS評価で，A2：30分以内に使用するべきで，広く使用されているが，有効性には更なる検討が必要であるとされる．添付文書上の適応は，てんかん様重積状態，有機リン中毒，カーバメート中毒における痙攣の抑制で，一般に成人には，10mgを筋肉内または静脈内にできるだけ緩徐に注射する．以後，必要に応じて3～4時間ごとに注射する．

ヒドロキソコバラミンは，IPCS評価で，A1：30分以内に使用するべきで，有効性が確立しているとされる．添付文書上の適応は，シアンおよびシアン化合物による中毒である．初回投与として通常，成人にはヒドロキソコバラミンとして5gを生理食塩液200mLに溶解して，15分間以上かけて点滴静注する．また，小児には70mg/kg（ただし，5gを超えない）を計15分間以上かけて点滴静注する．症状により1回追加投与できる．問題点としては，高額であり，常備に課題がある．

ジメルカプロールは，IPCS評価で，B3：2時間以内に使用するべきで，有効性に疑問はあるとされているものの，もともと，商品名BAL（British Anti-Lewisite）という名のとおり，ヒ素化合物であるルイサイトの治療薬として開発された．少なくとも，尿中ヒ素排泄量が増加することは確認されている．添付文書上の適応は，ヒ素・水銀・鉛・銅・金・ビスマス・クロム・アンチモン中毒．通常成人1回

2.5mg/kgを第1日目は6時間間隔で4回筋肉内注射し，第2日目以降6日間は毎日1回2.5mg/kgを筋肉内注射する．重症緊急を要する中毒症状の場合は，1回2.5mg/kgを最初の2日間は4時間ごとに1日6回，3日目には1日4回，以降10日間，あるいは回復するまで毎日2回筋肉内注射する．

ペニシラミンは，銅中毒に対しては，IPCS評価で，C1：6時間以内に使用するべきで，有効性が確立しているとされる．鉛，水銀中毒に対しては，C2：6時間以内に使用するべきで，広く使用されているが，有効性には更なる検討が必要であるとされる．添付文書上の適応は，鉛・水銀・銅の中毒で，通常，成人はペニシラミンとして1日1,000mgを食前空腹時に数回に分けて経口服用する．

プルシアンブルーは，IPCS評価で，B2：2時間以内に使用するべきで，広く使用されているが，有効性には更なる検討が必要であるとされる．添付文書上の適応は，タリウムおよびタリウム化合物による中毒，放射性セシウムで，3gを1日3回投与する．

メチレンブルーは，IPCS評価で，A1：30分以内に使用するべきで，有効性が確立しているとされる．添付文書上の適応は，中毒性メトヘモグロビン血症で，通常，生後3カ月を過ぎた乳幼児，小児および成人には，メチルチオニウム塩化物水和物として1回1～2mg/kgを5分以上かけて静脈内投与する．投与1時間以内に症状が改善しない場合は，必要に応じて，同量を繰り返し投与できるが，累積投与量は最大7mg/kgまでとする．注意点としては，高額であり，常備に課題があるのと，塩素酸塩によるメトヘモグロビン（MetHb）血症には禁忌となる．

ホメピゾールは，IPCS評価で，エチレングリコール中毒では，A1：30分以内に使用するべきで，有効性が確立しているとされる．メタ

ノール中毒では，2時間以内に使用するべきで，広く使用されているが，有効性には更なる検討が必要であるとされる．添付文書上の適応は，エチレングリコール中毒，メタノール中毒で，通常，ホメピゾールとして初回は 15 mg/kg，2～5回目は 10 mg/kg，6回目以降は 15 mg/kg を，12時間ごとに 30分間以上かけて点滴静注する．問題点としては，高額であり，常備に課題がある．

なお，個々の中毒症例に関わる情報提供に関しては，公益財団法人 日本中毒情報センター（有料，大阪中毒110番 072-726-9923 24時間対応，つくば中毒110番 029-851-9999 9～21時）で毒性・症状・治療などに関する医療情報の提供を行っている．賛助会員（個人，医療機関）になると，詳細なデータベースにアクセスでき，会員専用のホットラインも提供される．

まとめ

● 中毒多数傷病者の想定には，危険な化学物質のばらまきから，危険な産業毒性物質（Toxic Industrial Chemicals：TICs）を使った化学テロまで，様々考えられる．

● 古典的な化学剤を使ったテロの場合，神経剤における人工呼吸器管理，びらん剤における皮膚損傷管理が問題となる．

● 人工呼吸器の需給バランスが崩れた事態にもベストを尽くせるよう，それぞれの病院で準備を進めておく必要がある．

● 地域で中毒診療に責任のある医療機関では，早期に投与するべきでかつ有効性の確立しているものから，逐次，解毒薬を備蓄していくべきである．

● 個々の症例に関しては，（公財）日本中毒情報センターを活用する．

■　文　献　■

1）平成24年度厚生労働科学特別研究事業（研究代表者 吉岡敏治）：化学テロ等健康危機事態における医薬品備蓄及び配送に関する検討．2012

感　染　症

❶（総論）**加來　浩器**，**❷**（各論）**桑名　　司**

❶ 総　論

1 重症感染症の大量傷者（MC）とは？

　人類にとって初めての感染症や，かつて流行していた疾患で一度制圧された疾患が再び隆盛するに至った感染症，すなわち新興・再興感染症は，その性質上，重症感染症として認知されることが多い．診断は類似疾患の除外により行われるために時間がかかり後手気味になるばかりか，新興感染症の場合は特異的な治療法も存在しない中での手探りの対症療法となるためである．このような新興・再興感染症の患者が地域の中核医療施設に大量に搬送されるという事態は，① 国際的なマスギャザリングイベントによる来訪者の増加によるもの，② そのイベントで病原体に汚染されたものと接触・曝露がある場合，③ 感染症を媒介する動物と接触がある場合，④ 効率的にヒト－ヒト感染する病原体，⑤ ヒト－ヒト感染を起こす特殊な環境である可能性が考えられる．

　① はマラリア，中東呼吸器症候群（MERS），鳥インフルエンザ H7N9 などのいわゆる輸入感染症，② は食品や飲用水に関連した様々な食中毒と環境水からの曝露に起因するレジオネラ肺炎などが挙げられる．③ は日本脳炎，デング熱，重症熱性血小板減少症候群（SFTS）などの節足動物媒介性疾患が，④ として麻疹や髄膜炎菌感染症などが考えられる．⑤ の場合の例として 2015 年の韓国における医療機関での MERS アウトブレイク事例を挙げることができる．侵襲的な検査や人工呼吸器管理といった特別な医療環境において，病原体が一定期間空気中を漂う状況（空気感染）が発生したのである．

　このように，国際的なマスギャザリングイベントが開催される場合には，海外からの輸入感染症が国内に持ち込まれ，または新興・再興感染症として各地で発生し，地域の中核医療施設に集約的に救急搬送され，集中治療室における大量傷者（MC）という事態が想起される．

2 医療施設における感染管理の3本柱

　医療施設内での感染管理の在り方を考える際には，① 感染源の撲滅（感染源の消毒・除去，感染源の隔離，患者の早期治療），② 感染経路の遮断（感染制御策の実施，安全な水・環境，衛生害虫の駆除），③ 感受性者対策（ワクチンなどによる免疫付与，感受性者の逆隔離など）の3本柱を検討すると理解しやすい．その中で医療従事者の行動に依存しているのが，② に含まれる感染制御策の実施である．

3 感染制御策

　感染制御策には，すべての患者を対象として行われる標準予防策（standard precautions）と，検査確定後にその病原微生物の特徴に応じて追加して行われる感染経路別予防策（transmission based precautions）とがあり，通常，2階建て方式で行われる（**図1左**）．

　標準予防策の根底に流れている考え方には，「すべての患者は病原体を持っており排泄している，すなわち患者体液（汗を除く）には病原

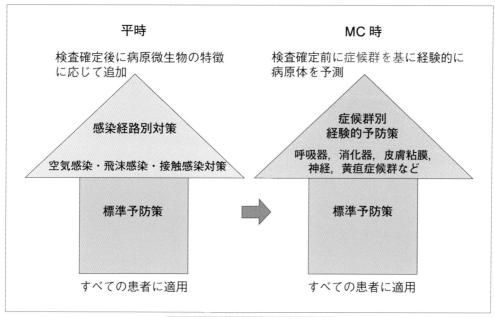

平時

検査確定後に病原微生物の特徴
に応じて追加

感染経路別対策

空気感染・飛沫感染・接触感染対策

標準予防策

すべての患者に適用

MC 時

検査確定前に症候群を基に経験的に
病原体を予測

症候群別
経験的予防策

呼吸器，消化器，皮膚粘膜，
神経，黄疸症候群など

標準予防策

すべての患者に適用

図 1　平時と MC 時の感染制御策

体が含まれていると見なす」というものである．
したがって，標準予防策では ① すべての患者
に触れる前，触れた後には手指衛生（流水によ
る手洗いかアルコール剤による手指消毒）を行
う．② 患者体液（血液，唾液，痰，涙，鼻汁，
耳汁，胃液，尿，便，精液，腟分泌液など）お
よび粘膜，正常でない病的な皮膚に触れる場合
（触れることが予測される場合）には手袋を装
着する．③ 手袋の着脱の前後は手指衛生を行
う．④ 患者体液で衣類が汚染される場合には
ガウンなどを装着する．⑤ 患者が咳をしてい
る場合には，サージカルマスクを装着する，が
ルールとなっているわけである．

　感染経路別対策は，（1）接触感染予防策
（contact transmission based precautions），（2）
飛沫感染予防策（droplet transmission based
precautions），（3）空気感染予防策（airborne
transmission precautions）からなっており，
病原体によっては 2 つ，3 つの対策を必要とす
るものもある（例：インフルエンザでは接触感

染予防策と飛沫感染予防策）．

（1）接触感染予防策

　患者を個室管理とし，患者体液に触れなくて
も手袋の装着（前後に手指衛生を実施）を行い，
必要時にはガウン，ゴーグルなどの個人防護具
（PPE）を装着し，患者の移送は制限し，使用
する器具は患者専用とするというものである．
対象疾患は，MRSA，腸管出血性大腸菌感染症
など．

（2）飛沫感染予防策

　患者を個室管理とするか，大部屋の場合には
ベッド間隔を 1m とするが，特別の空調は必要
としない．マスクは 1m 以内に接近する際に
サージカルマスクを使用する．対象疾患はイン
フルエンザ，感冒など．

（3）空気感染予防策

　病室を高性能フィルターにより陰圧に保つか
1 時間に 6～12 回換気を行い，マスクは特殊な
N95 マスクを使用する．対象疾患は麻疹，水痘，
結核の 3 疾患．

表1　経験的症候群別予防策の考え方

症候群	臨床症状	予測される感染症	感染制御策	
			標準予防策	経験的症候群別予防策
ⓐ急性呼吸器症候群	発熱，頭痛，筋肉痛．悪寒，咳，痰	インフルエンザ	○	飛沫感染＋接触感染
	全身倦怠感，頭痛，筋肉痛，のちに発熱，悪寒，胸痛，乾性咳嗽	レジオネラ肺炎	○	―
	微熱，咳，痰（時に血痰）	結核	○	空気感染
	全身倦怠感，発熱，咳，呼吸困難	中東呼吸器症候群（MERS）	○	接触感染＋空気感染
ⓑ急性消化器症候群	血性下痢，発熱	赤痢，EHEC，サルモネラ，カンピロバクターなど	○	接触感染
	水様性下痢，発熱なし	コレラ	○	接触感染
	発熱，腹痛，下痢，嘔吐	ノロウイルス胃腸炎，重症熱性血小板減少症候群（SFTS）	○	接触感染
	腹痛，嘔吐・下痢など，発熱なし	毒素型食中毒（黄色ブドウ球菌，ウエルシュ菌など）	○	―
＊急性呼吸器症候群→皮膚粘膜症候群	発熱，カタル症状，のちに発疹	麻疹	○	空気感染
ⓒ皮膚粘膜症候群	外傷後，疼痛，浮腫・腫脹，握雪感	ガス壊疽菌	○	―
	発熱，リンパ節腫脹，発疹	風疹	○	飛沫感染＋接触感染
	発熱，耳下腺腫脹・疼痛	ムンプス	○	飛沫感染＋接触感染
	発熱，頭痛，発疹	髄膜炎菌	○	飛沫感染
	水疱	水痘，単純ヘルペス，手足口病	○	空気感染＋接触感染
ⓓ神経症候群	外傷後，開口障害，嚥下障害，痙攣	破傷風菌	○	―
	発熱，頭痛，嘔吐，脳炎	日本脳炎	○	―
ⓔ急性黄疸症候群	発熱，倦怠感，黄疸	A型肝炎，E型肝炎	○	接触感染

4　MC時の症候群別経験的感染対策の実施

ICUに搬入された重症感染症の患者の多くは，検査結果を待つ暇がないために，感染経路別対策を適用することができない．したがって，患者の症候群から感染症（病原体）を予測して予防策を幅広く適用させるという考え方が出て

きた．これを症候群別経験的予防策（empiric and syndromic precautions）という（図1右）．

この考え方による感染制御策は，バイオテロを含む病原体不明な感染症への対応，大規模災害のために検査が行えない際の対応に共通するものである（表1）．前述の韓国でのMERS事例からの教訓からは，原因不明の重症呼吸器感

染症の患者の取り扱いには，接触予防策＋空気感染対策といった Full PPE による防御が必要ではないかと考えられる．

❷ 各　論：集中治療室での対応

ICU 入室患者は重症であり周囲患者への感染伝播は避けなければならない．感染伝播があれば患者が重篤化するだけでなく病原体によっては ICU 閉鎖となり得る．特に，平時ではなくマスギャザリングがあり重症患者搬送が増える時期に，新規重症患者の受け入れができなくなることは避ける必要がある．

まず，マスギャザリングイベントが開催される以前の準備段階として，ワクチン予防可能疾患（VPD）である麻疹，風疹，侵襲性髄膜炎菌感染症，インフルエンザ，百日咳に対して，ICU 勤務者への抗体価の確認・ワクチン接種を検討する．特に，重症化することもあり初期に診断が困難なことがある麻疹は重要と考えられる．また，標準予防策を日頃からすべての患者に徹底することも重要である．

イベント開催時期前後に注意するべきこととして，特にオリンピック・パラリンピックのように訪日外国人が増加する場合，ICU 入室前に訪日外国人には渡航ルートを，日本人には訪日外国人との接触歴をルーチンで確認する必要がある．鑑別診断や適切な感染予防策のために重要な情報である．

ICU 入室・加療の際，大きく分けると **1** 不明病原体の場合，**2** 病原体診断がついている場合の対応となる．次に，それぞれについて述べる．

1 不明病原体の場合

後述する **2** のように病原体が確定していれば対処しやすいが，不明病原体であるが重症という場合に ICU 勤務者として最も不安を感じるのではないだろうか？　病原体が明らかになるまでの対処として総論でも述べられている．症状（症候群）から感染症を経験的に類推して感染症対策を施すという経験的症候群別予防策を行うことが最重要である．経験的症候群別予防策は ICU 入室患者や ICU 勤務者を守るために，ICU では積極的に取り入れるべき予防策である．経験的症候群別予防策に加え，渡航歴，訪日外国人の居住場所，日本人には訪日外国人と接触があったか，など国外からの持ち込みを意識した病歴聴取が重要である．なぜならば，その地域により病原体診断，鑑別診断が絞られる可能性が高いからである．

経験的症候群別予防策を取っている間に，鑑別診断を行う．診断がつくまでは経験的に考慮される疾患に対して抗菌薬や抗ウイルス薬などの治療を行い，人工臓器を用いて集中治療を行う．ウイルス疾患も多いと考えられるため，集中治療で時間を稼げれば自然回復するものもあるだろう．マスギャザリングイベント時だからといって **2** に述べるような感染症のみでなく，一般的な病原体である可能性も高い．「通常診療の鑑別診断 ＋ α（プラスアルファ）」というイメージで，マスギャザリングイベント時に発生しやすい特徴的な病原体を「プラスで」考えるのがよい．

病原体診断がつかないと患者への適切な治療や経験的症候群別予防策を解く判断が難しいため，院内の感染対策委員会や保健所などの行政対応も含めて病原体診断を進める．病原体不明の場合や伝播リスクが高いと判断した場合，最寄りの保健所に直ちに相談する．必要な検体採取も保健所と相談する．病原体不明の場合には ICU 入室時の血清，髄液，尿，便などを保存

しておくことで後に検査を追加することができるが，特に検体採取時，検体搬送時，検査部での検体扱いにはその感染性に留意する必要がある．

　病原体診断がつかないまま患者状態が改善しICU加療が不要となった場合，経験的症候群別予防策を継続しながら一般病棟や一般病院への移動を考慮する．

　次に，経験的症候群別予防策の各論を説明する．**表1**を参照していただきたいが経験的症候群別予防策はICUに限ったことではない．ここではICU入室を前提として経験的症候群別予防策を説明していく．❶〜❺の5項目があり，それぞれがオーバーラップする場合はオーバーラップするすべての予防策を取る．

❶ 呼吸器症状の場合（急性呼吸器症候群）

　ICUに入る重篤な呼吸器症状や急性呼吸促迫症候群（ARDS）の場合，空気・飛沫・接触感染予防策すべてを取り陰圧個室隔離対応とする．一般的な呼吸器疾患（レジオネラを含む細菌性肺炎，結核など）の鑑別にプラスアルファとして，MERS，SARS，インフルエンザウイルス，鳥インフルエンザウイルスなどのウイルス感染症を鑑別する．患者が訪日外国人であった場合どこに居住しているか，日本人の場合どこに居住している訪日外国人との接触があったか，などの患者背景の聴取など，流行地域との関係があるかどうかの確認が大切である．そして，血液に加え，喀痰の検体採取が必要である．麻疹による肺炎も鑑別に挙がる場合は，患者を受け持つ主治医や看護師は，麻疹抗体の保有確認ができていることが必須である．

❷ 消化器症状の場合（急性消化器症候群）

　重篤な下痢・嘔吐の消化器症状に加え，循環不全，腎不全などによりICUに入室する場合，

接触感染予防策を取り，個室隔離が望ましい．同症状患者が同時に複数いる場合は，たとえば2床部屋，4床部屋を同症状患者で隔離することも一手である．一般的な急性消化器疾患〔食中毒を起こす菌，ノロウイルス・ロタウイルスなどのウイルス性腸炎，西日本では重症熱性血小板減少性紫斑病（SFTS）〕を考慮し，中でも重篤化してICU入室することが多い腸管出血性大腸菌感染症は注意が必要である．血液に加え，便の検体採取が重要である．

❸ 皮膚症状の場合（皮膚粘膜症候群）

　発疹，発熱を伴う意識障害や循環不全などによりICUに入室する場合，接触感染予防策を取り，個室隔離が望ましい．麻疹を疑う場合は，❶急性呼吸器症候群の対応として空気感染予防策を追加，陰圧個室隔離する．一般的な重篤な皮膚粘膜疾患（壊死性軟部組織感染症，重症薬疹，肺炎球菌などによる電撃性紫斑病，麻疹など）の鑑別にプラスアルファとして，髄膜炎菌性髄膜炎，マラリア，可能性は低いがウイルス性出血熱を考慮する．血液に加え，場合により皮膚や創部の検体採取が重要である．発疹など皮膚の写真を保存することや，速やかな皮膚科の併診も重要である．

❹ 神経症状の場合（神経症候群）

　重篤な意識障害，痙攣，発熱などによりICUに入室する場合，標準予防策を取る．ただし，髄膜炎菌性髄膜炎を疑う場合は，❷急性消化器症候群の対応として接触感染予防策と**飛沫感染予防策**を追加，個室隔離する．一般的な神経疾患（髄膜炎，脳炎）の中でも頻度の増加が想定される髄膜炎菌性髄膜炎，日本脳炎には注意が必要である．血液に加え，髄液の検体採取が重要である．

表 2　病原体診断別対応策

（病原体別）疾患	感染予防策				隔離解除基準（参考）	ワクチン予防	感染症法届出	備　考
	空気	接触	飛沫	（標準）				
① 麻　疹	○		○	○	発疹出現後 5 日	○	5 類 → 直ちに	事前に麻疹抗体価確認
② 侵襲性髄膜炎菌感染症		○	○	○	抗菌薬開始後 48 時間	○	5 類 → 直ちに	医療従事者への曝露後抗菌薬内服考慮
③ 中東呼吸器症候群（MERS）	○	○	○	○	症状の続く間		2 類→（疑いで）直ちに	第一種・第二種感染症指定医療機関へ転送
④ 腸管出血性大腸菌感染症		○		○	症状消失・便培養陰性化		3 類 → 直ちに	

❺ 黄疸など肝臓症状の場合（急性黄疸症候群）

　黄疸，発熱，倦怠感など重篤な肝不全で ICU に入室する場合，接触感染予防策を取る．一般的な黄疸を起こす肝疾患（ウイルス性肝炎）の中でも頻度の増加が想定される A 型，E 型肝炎には注意が必要である．血液検体による診断となるため，多めの量の血液の検体採取・保存が重要である．

2 病原体診断がついている場合

　病原体診断がついた際の対応は，その診断により対応する．診断により必要な感染予防策を取った上で，ICU 加療を進めながら，感染症法に基づく保健所への届出や第一種・第二種感染症指定医療機関への転送の必要性を検討することが基本である．

　東京大会でリスクとなる感染症について，2020 年東京オリンピック・パラリンピックに係る救急・災害医療体制を検討する学術連合体（コンソーシアム）（URL1）の中に資料「2020 年東京オリンピック・パラリンピック競技大会に向けての感染症のリスク評価〜自治体向けの手順書〜」（URL2）が掲載されている．

　この中で想定されている病原体の中でも特に重症度が高く ICU が関わり得る病原体〔① 麻疹，② 侵襲性髄膜炎菌感染症，③ 中東呼吸器症候群（MERS），④ 腸管出血性大腸菌感染症〕について述べる．表 2 に各病原体による予防策をまとめた．患者状態が改善し ICU 加療が不要となった場合は，各病原体に必要な感染予防策を取りながら一般病棟や一般病院への移動を考慮する．

❶ 麻　疹

　麻疹は東京大会でも輸入例の増加と流行が特に想定されており，肺炎や脳炎となり重篤化して ICU 入室となるケースも想定される．麻疹の初期は鑑別が難しい時期があるため，特に予防が重要である．医療従事者の抗体価確認 → 必要ならワクチン接種の事前準備を行う．麻疹患者（疑いを含む）の場合は ICU 個室隔離とし，空気・飛沫感染予防策を取る．隔離解除基準としては，発疹出現後 5 日までとされているが（URL3），免疫不全患者の場合は延長を検討する．5 類感染症の中でも直ちに保健所への届出が必要である．

　麻疹の詳細については国立感染症研究所感染症疫学センターが 2018 年（平成 30 年）5 月に公開した「医療機関での麻疹対応ガイドライン第七版」（URL4）を参照されたい．

ⓑ 侵襲性髄膜炎菌感染症

わが国は髄膜炎菌流行国ではなく報告数は多くないが，海外渡航者の増加により発症が増えると予測される．特に，「髄膜炎ベルト」と呼ばれるサハラ砂漠以南のナイジェリア，カメルーン，マリ，セネガルなどでは発症数が多い．これら流行国からの訪日外国人，訪日外国人と生活をともにするなど接触のある日本人が頭痛，発熱，意識障害，痙攣など髄膜炎症状や播種性血管内凝固症候群（DIC）を伴う電撃性紫斑病などでICUに入室する場合は特に注意が必要である．飛沫で感染することが知られており，飛沫・接触感染予防策を取りICU個室隔離が望ましい．通常の血液培養，髄液培養で診断が可能である．頻度や感染経路からわが国では麻疹ほど重要ではないが，ワクチンで予防可能である．隔離解除基準としては，有効な抗菌薬治療開始後48時間までとされている．医療従事者や家族が患者の口腔咽頭分泌物に曝露した場合，曝露後抗菌薬予防が勧められている（国立感染症研究所 IASR）(URL5)．

確定診断すれば5類感染症の中でも直ちに保健所への届出が必要である．髄膜炎菌性髄膜炎に関して国立感染症研究所ホームページ (URL6) も参照されたい．

ⓒ 中東呼吸器症候群（MERS）

2類感染症のため疑った段階で届出，第一種・第二種感染症指定医療機関への転送が必要である．詳細は「厚生労働省 感染症法に基づく医師の届出基準」(URL7) を参照されたいが，発症前14日以内にアラビア半島やその周辺諸国からの訪日外国人，訪日外国人と接触のあった日本人が重篤な肺炎，ARDSで来院した際はMERSを疑う必要がある．疑い段階で保健所への届出と同時に，2類感染症のため第一種・第二種感染症指定医療機関への転送を保健所へ相談し進める．転送時の対応は保健所などの行政の指示に従って行うが，運転手や補助者はサージカルマスク（またはN95マスク）を着用する．

必要な感染予防策を講じないで曝露した場合（濃厚接触者）については，接触日から14日間の健康観察および外出自粛が要請される．

MERSの詳細については日本環境感染学会が2015年（平成27年）6月に公開した「MERS感染予防のための暫定的ガイダンス」(URL8) を参照されたい．

ⓓ 腸管出血性大腸菌感染症

特に，小児や高齢者が腹痛，水溶性下痢，血便，腎不全，痙攣，意識障害などにより重症な場合，腸管出血性大腸菌感染症を疑う．夏期に多発するため，東京大会でも注意が必要である．診断は便からの大腸菌の検出，かつ分離菌によるベロ毒素の確認，もしくはICU入室患者では多くを占めると思われる溶血性尿毒症症候群（HUS）発症例においては，血液からのO抗原凝集抗体または抗ベロ毒素抗体の検出である．確定診断すれば3類感染症のため直ちに保健所への届出が必要である (URL9)．

隔離解除基準は定まったものはないが，下痢などの症状の消失により判断する．学校保健法では5歳未満小児では，2回以上連続で便培養が陰性になれば登校してよいこととなっているため，便培養の陰性化を確認してもよい．

◆ URL ◆

1）2020 年東京オリンピック・パラリンピックに係る救急・災害医療体制を検討する学術連合体（コンソーシアム）.
　　http://2020ac.com/index.html

2）2020 年東京オリンピック・パラリンピック競技大会に向けての感染症のリスク評価〜自治体向けの手順書〜（p9〜10）.
　　https://www.mhlw.go.jp/file/05-Shingikai-10601000-Daijinkanboukouseikagakuka-Kouseikagakuka/sanko10.pdf

3）感染症情報センター.
　　http://idsc.nih.go.jp/vaccine/b-measles.html

4）医療機関での麻疹対応ガイドライン第七版.
　　https://www.niid.go.jp/niid/images/idsc/disease/measles/guideline/medical_201805.pdf

5）国立感染症研究所 IASR（Vol 34 p366-367）.
　　https://www.niid.go.jp/niid/ja/iasr-sp/2258-related-articles/related-articles-406/4147-dj4064.html

6）国立感染症研究所ホームページ.
　　https://www.niid.go.jp/niid/ja/kansennohanashi/405-neisseria-meningitidis.html

7）厚生労働省 感染症法に基づく医師の届出基準.
　　https://www.mhlw.go.jp/bunya/kenkou/kekkaku-kansenshou11/01-12-02.html

8）MERS 感染予防のための暫定的ガイダンス.
　　http://www.kankyokansen.org/modules/iinkai/index.php?content_id=11

9）厚生労働省 腸管出血性大腸菌感染症 感染症法に基づく医師及び獣医師の届出について.
　　https://www.mhlw.go.jp/bunya/kenkou/kekkaku-kansenshou11/01-03-03.html

（参照 2019-12-05）

小　児

植松　悟子

はじめに

　小児では災害時に成人に比して死亡・外傷・疾病のリスクが高いこと，世界的に小児救急，小児外科，小児集中治療領域の医療資源は十分とは言い難い状況であり，特に災害時には危機的な状況に陥ることが懸念される．諸外国で小児災害医療チームの存在や，災害医療チームには小児医療支援チームの協力が不可欠であるとされているのと同様に，災害時に活躍するわが国のDMATでも新生児から思春期までの幅広い年齢層への対応は容易ではない．新生児や乳児の対応，特に重篤例では，体格に合った資機材や薬剤など物品の不備，広域搬送の同行，搬送先機関の選定など技術や情報などの不足により事態は困難を極める．この事態についての改善策として，災害時小児周産期リエゾンが設置され，小児周産期領域の情報・資源の提供などをDMATと協働して小児の災害医療に一役買っている（図1[1]，図2[2]）．

❶ 災害時小児周産期リエゾン

　小児周産期医療と災害医療の連携の必要性が

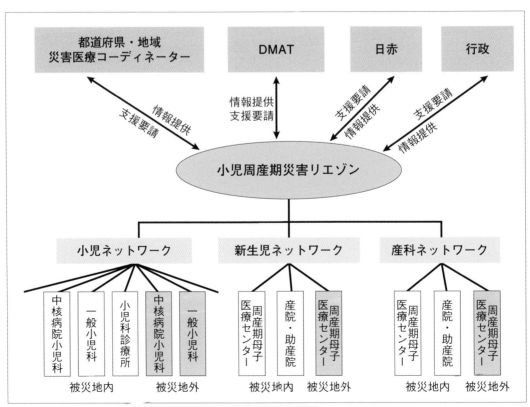

図1　災害時の小児周産期医療情報体制（文献1より引用）

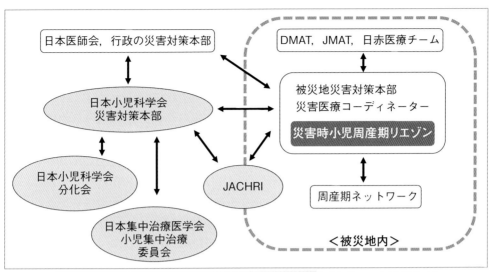

図2　災害児小児周産期リエゾンと日本小児科学会（文献2より引用改変）
JACHRI：Japanese Association of Children's Hospitals and Related Institutions（ジャクリ），
日本小児総合医療施設協議会.
DMAT：Disaster Medical Assistance Team（ディーマット），災害派遣医療チーム.
JMAT：Japan Medical Association Team（ジェイマット），日本医師会災害医療チーム.

唱えられ，両領域をつなぎ災害時に小児周産期領域の支援調整といった役割を担う災害時小児周産期リエゾンの設置について検討がなされていた. 2016年4月の熊本地震で，総合周産期母子医療センターが病院避難を迫られるという，わが国では初めての事態が発生した. この災害時に初めて小児科医・産婦人科医が小児周

産期リエゾンの役割を果たし，その有効性が認められた（**図3**）[1]. 同年から，国の事業として災害時小児周産期リエゾン研修が開始された.
災害時にはその地域の医療体制を熟知していることも重要であるため，全都道府県に小児周産期リエゾンが配置できるように研修体制が敷かれている.

情報収集・発信	医療支援調整	保健活動
被災地内外の小児周産期医療機関から被災状況，受け入れ可能状況，支援ニーズの情報を収集. 得た情報を行政，災害医療コーディネーター，DMAT，自衛隊などと共有する ・医療機関の被災・稼働情報の収集と発信 ・搬送ニーズの把握とDMAT搬送調整担当者へ依頼 ・必要な支援物資を被災地外へ依頼	必要な医療資源の把握，学会への派遣依頼や調整を図る県庁，現地へ赴いて得た情報を基に計画を立案する ・小児科医・産婦人科医のニーズの把握，学会・県庁と医師派遣の調整 ・被災地の医療機関を訪問して具体的な医療支援の調整 ・行政．医療機関の意見交換の場を提供（連絡協議会）	救護班や保健所からの情報を活用し，避難所での乳幼児，妊産婦のニーズに対応する ・子どもの遊び場提供 ・妊婦の健康状態についてのアセスメントを計画して実施 ・乳幼児，妊婦への情報提供方法を検討して実施

図3　災害児小児周産期リエゾンの活動内容（文献1より引用改変）

❷ 小児科医と災害医療

　熊本地震で支援に入った医師を対象にしたアンケート調査でも，災害研修を受講していたのはわずか10%であった[3]．ここ数年間で，小児災害研修が開催されるようになってきてはいるが，一般的に小児科医が外因系疾患を診療する機会は少なく，外傷，熱傷などを小児科医として体系的に学ぶ体制は現在，整備されていない．また，平時の重症外傷，多発外傷患者と同様に，災害時の超急性期，急性期の患者対応に小児科医が関与する機会も多くはない．一方で，静脈路確保，輸液管理，人工呼吸管理などの全身管理には小児科医の支援が必要とされることが多く，また，災害の急性期以降では，感染症，公衆衛生，全身管理の継続など小児科医のニーズが高まる．災害時小児周産期リエゾンをはじめ，平時より小児救命救急，小児集中治療に従事している医療者が中心となり，災害時の小児患者の救命救急・集中治療管理，広域搬送時の全身管理において，DMATをはじめとした災害対応チームと小児科医の橋渡しとなり，協働する体制を整備していく必要がある[4]．

❸ 小児集中治療室
(pediatric intensive care unit：PICU)

　日本集中治療医学会小児集中治療委員会の報告[5]によれば，わが国のPICUは全国に27病院28ユニット存在する．日本小児集中治療連絡協議会が設置されており，災害時には協議会のメーリングリストを利用して速やかに各PICUの患者受け入れ可否リストが集計される．集計された情報は，日本小児科学会災害対策本部を窓口として，被災地の災害時小児周産期リエゾンに提供される．

　わが国の総病床数は280床（2017年）であり，年々増加の傾向にある．欧米では小児人口2〜4万人当たり1床のPICUが存在しており，わが国での平時に必要とされるPICUベッドは420床と推測され，現時点では平時よりPICUベッドが不足している状況である．PICUの受け入れ患者の診療内容は，術後患者，院内病棟急変，救急患者などであり，その割合も施設により様々である．平時より救急患者の受け入れを実施していないPICUも存在するので，災害時にどのような病態の患者をどのくらい収容できるかという具体的な調査も今後は必要である．一方で，日頃から重症外傷などの小児患者の治療に携わっている救命救急センターでは，災害時にも小児患者の集中治療管理が可能な施設もあると予測されるので，災害時の超急性期，急性期の患者対応について全国のPICUに加えて，救命救急センターの実質的な調査が望まれる．

❹ 小児重症患者 Surge への対応

　PICU管理が必要な患者数の著しい増加への対策として，① 増床，② 治療レベルの変更，③ 早期退出・退院の促進，④ 遠隔地のPICUへの患者搬送の4つが挙げられる．

　増床の対応として災害時にはICU通常運用の最大3倍まで拡張し，かつ10日間運営できることを目標とすることが提示されている[6]．しかし，施設が正常に稼働している状態であってもPICU病床数の拡張は130〜150%程度が限界であるという見解もある[7]．現実的なスペースとベッドの準備，人的資源，資機材，薬剤など具体的な拡張計画と準備が必要である．前述のPICU受け入れ対応としてSurgeへの対応能力も問われるため，予め調査の対象となる．

　治療レベルの変更として，人工呼吸管理，輸液治療，血管作動薬，拮抗薬，抗菌薬，鎮静・鎮痛に焦点を絞った治療を主体とすることが災害時重症患者対応として推奨されている．小児人口100万人当たり200人以上の患者数となる

場合には，この治療レベルの変更により死亡数が減少する[8]．災害の大きさと地域の被災状況により，透析，血液濾過，人工心肺を必要とする患者を遠隔地に避難することも計画に入れるべきである．

早期退出・退院として，連続した4日間で規定の医療行為がなされなければ安全に早期退院できる可能性が高い[9]．病院全体として直ちに退院可能なのは10%程度，また，退院基準をさらに下げることで，病院全体で最大で約50%までの患者の退院促進が可能であると推測される．当然，PICU患者が早期退院基準に適合することはなく，PICU以外の一般病床患者が退院の対象となるので，PICUにおけるSurgeへの直接的な対策とはなりにくい．

遠隔搬送は，被災地で機能が低下した施設で重症患者の医療を継続すること，Surgeにより医療の内容や質に制限が出る場合の対策として有用である[8]．施設当たりの小児患者の搬送数の制限，PICUへの小児患者収容は，死亡を減少させる．また，小児外科医が手術すると機能的転帰が良い[10]．海外では外傷センターでも小児の対応が整備され，小児患者を多く診療している病院では，小児の外傷患者の転帰が最も良いという報告がある[11]．わが国では初期診療を救命救急センターで実施した後に，全身管理をPICUで実施した場合に転帰が有意に改善した[12]．これらの実績を踏まえて，地域の救命救急センター，PICUと連携するとともに，遠隔地の医療機関への広域搬送を考慮する．

❺ 広域搬送

わが国では，DMATによる災害時医療搬送

体制が整備されている．災害対策本部から自衛隊・消防組織などの連携，搬送手段の選定と調整が体系化されており，広域災害救急医療情報システム（EMIS）や医療搬送用患者情報フォーマットも準備されている．

東日本大震災では，甚大な被害状況から小児傷病者も相当数存在したものと推測されるが，広域搬送患者はいなかった[13]．熊本地震では，日本小児科学会災害対策委員会と被災地の医療機関の間で重症小児患者の状況と搬送の必要性について当日のうちに情報共有がなされた．また，日本集中治療医学会小児集中治療委員会PICU連絡協議会と日本小児救急医学会を通じて重症小児患者の応需可能な病院リストが作成された．災害児小児周産期リエゾン機能として被災地病院とDMATに情報が共有され，10名の重症小児患者が九州圏内の病院にDMAT管理のもと搬送された[13]．

重症小児患者の広域搬送は災害医療にとって欠くことのできないものであると同時に，小児の解剖学的，生理学的，精神発達の特徴は成人と大きく異なる．よって，広域搬送に伴うリスクはより高くなる．小児用医療器機の準備，気管チューブおよび輸液静脈路などのトラブルシューティングまで考慮すると小児専門医療者の同行が望ましい[14]．わが国で重症小児患者の施設間搬送の際に実働可能な搬送チームは17病院で整備されている[5]．このように既存の医療資源を利用してDMAT医療搬送体制と協働できる広域搬送体制が整備される必要がある．

■　文　献　■

1) 伊藤友弥：小児周産期災害リエゾン 活動実績と今後の課題．厚生労働省 第5回周産期医療体制のあり方に関する検討会（資料3）．2016
https://www.mhlw.go.jp/file/05-Shingikai-10801000-Iseikyoku-Soumuka/0000129283.pdf
（参照 2019-06-01）

2) 日本小児科学会災害対策委員会：日本小児科学会災害対策委員会の熊本地震における支援活動と今後の課題．日小児会誌 2017；121：1281-8

3) 伊藤友弥，緒方健一，奥山眞紀子，他：平成 28 年熊本地震で日本小児科学会から派遣された医師へのアンケート調査結果報告および，今後の日本小児科学会による被災地診療支援への取り組み．日小児会誌 2018；122：1510-5

4) 井田孔明，清水直樹，奥山眞紀子，他：東日本大震災での経験をもとに検討した日本小児科学会の行うべき大災害に対する支援計画の総括．日小児会誌 2015；119：1159-78

5) 日本集中治療医学会小児集中治療委員会：わが国における小児集中治療室の現状調査．日集中医誌 2019；26：217-25

6) Kissoon N；Task Force for Pediatric Emergency Mass Critical Care：Deliberations and recommendations of the Pediatric Emergency Mass Critical Care Task Force：executive summary. Pediatr Crit Care Med 2011；12：S103-8

7) Markovitz BP：Pediatric critical care surge capacity. J Trauma 2009；67：S140-2

8) Kanter RK：Strategies to improve pediatric disaster surge response：potential mortality reduction and tradeoffs. Crit Care Med 2007；35：2837-42

9) Kelen GD, Troncoso R, Trebach J, et al：Effect of Reverse Triage on Creation of Surge Capacity in a Pediatric Hospital. JAMA Pediatr 2017；171：e164829

10) Berg BM, Salzman GA, Burke RV, et al：The pediatric surgeon's readiness to respond：commitment to advance preparation and effective coordinated response. J Pediatr Surg 2016；51：1054-8

11) Miyata S, Cho J, Park H, et al：Comparison of outcomes in severe pediatric trauma at adult trauma centers with different trauma case volumes. J Pediatr Surg 2017；52：1831-5

12) 武井健吉，清水直樹，松本　尚，他：小児重症患者の救命には小児集中治療施設への患者集約が必要である．日救急医会誌 2008；19：201-7

13) 清水直樹：災害時の患者搬送：一般小児および重症患者．小児内科 2018；50：364-8

14) Lowe CG：Pediatric and neonatal interfacility transport medicine after mass casualty incidents. J Trauma 2009；67：S168-71

第4章

過去の災害において集中治療室は
どう対応したか

福知山花火大会露店爆発事故における集中治療室の対応

竹上　徹郎，高階 謙一郎

❶ 事故の概要

2013年8月15日に京都府の福知山市で開催された花火大会において，会場河川敷の露店で爆発事故が発生し，死者3名，重症者19名を含む60名が負傷し，京都府内だけでなく大阪府や兵庫県と広域に搬送された局地災害で，傷病は骨折などの外傷ではなく熱傷が多数を占めた．

❷ この事故の特徴

多数傷病者事案といえば交通事故などによる外傷が多く，それに対応するため列車事故などを想定した災害対応訓練・医療搬送訓練が行われている．これは普段の救急診療の拡大したものと捉えることができ，入院する病床や手術室などの治療設備・人員を確保できれば多数の受け入れは可能となる．しかし，熱傷となると平素の救急診療で接する数は多くなく，外傷データバンク（2013〜2017）でもわずか1.9%[1]であり重症熱傷となるとさらに少なくなる．本事案の特徴は多数傷病者としての熱傷という，これまで経験したことがないものであった．

❸ 当院の対応

現場直近病院である市立福知山市民病院の救命救急センター長から応援要請があり参集した大阪府，兵庫県と京都府のDMATが連携して重症熱傷患者を近隣府県に分散搬送し，当院（京都第一赤十字病院）には同夜に消防ヘリと救急車を使用して2名の重症熱傷患者が搬送された[2]．当時，当院の救命救急センターは6床

の救命集中治療室（ICU）と20床の救命救急病棟で構成されており，ほかに術後や院内重症に対応する院内ICU8床が別棟にあった．災害現場からの情報を当直・在院医師等がER（emergency room：救急室）で集約し，集中治療医に連絡して受け入れ依頼数に応じたICU病床確保を行った．幸い当初の受け入れ数が2名であったため大きな混乱は生じず対応できたが，これ以上の重症熱傷患者の受け入れとなると受け入れ病床確保は困難と予測された．現場近隣の二次救急病院に搬送された患者の中に重症患者が多数含まれていて転院に支障をきたしているとの情報があり，翌日現地に派遣した当院医師により救命救急センターなどに再搬送調整が行われた．

❹ 抽出された課題

災害が発生したのは平日夜間で在院職員数は少なかったが，同夜に当院に受け入れた熱傷患者は2名であったため，普段の救急診療としてのベッドコントロールで対応できた．しかし，これ以上となると救急・集中治療部門だけでなく病院全体として重症病床の確保や人員を再配置する必要があり，集中治療医は受け入れ判断をするER医と密な連携をして準備を進めることはもとより，看護部門や在院・応援医師等とも連携して空床確保や診療に努める必要がある．

熱傷ではその他の外傷を併存していることが多いといわれており，空床確保のための患者・ME機器移動だけでなく，入室後の熱傷局所処置や輸液管理，手術室や血管造影室との移動で

1. 福知山花火大会露店爆発事故における集中治療室の対応

も多くの人手が必要となる．また，集中治療医やICU看護師は救急・災害の業務も兼務していることが少なくないため，災害時には院内災害対策本部要員としての業務や現場出動のための要員としての業務が発生し，ICUに人員を集中させることは容易ではない．

災害として多数熱傷患者が発生すれば，院内受け入れ患者数が少なくても災害モードとしての職員臨時招集や院内再配置などの対応が必要となるほか，後日再搬送による受け入れを求められこともあり得るため熱傷対応可能病床数を常に把握しておく必要がある．もし，ICUが満床でも受け入れが必要となった時には職員招集や再配置で人員をICUに集め対応するが，当院ICU室内には追加のベッドを配置して診療継続するスペースは予め準備はされていなかった．

当院は京都府の基幹災害拠点病院であり，近隣府県を含めた搬送の調整や府内での再搬送の受け入れ先調整の役割が求められていたが，発災直後に重症熱傷患者の府内での受け入れ可能数の把握は困難であった．搬送手段は確保できていたため，幸い近隣府県にある病院の協力も得ることで重症熱傷受け入れICU病床数を確保することができた．

後日，再転送により府内ICUで受け入れるために各病院の受け入れ可能数は常時把握しておく必要がある．これは従来の災害のシステムとしてのEMIS（emergency medical information system）や京都府独自の救急医療情報システムでは十分とはいえず，個別に情報収集する必要があったため各施設の集中治療担当者には院内状況把握と情報発信が望まれる．

熱傷の治療には多くの医療資機材が必要であり，多数の熱傷患者が発生するとその地域では不足をきたす．これは平素の熱傷患者数は多くないため各施設の備蓄や流通在庫が少ないからであり，緊急で国内外から入手できるまでの数日間は不足した状態が続く可能性があることを認識しておく必要がある．資機材の種類によっては各施設が個別に調達するのではなく，各医療圏域内や都道府県内での調達や分配を調整することが望まれる．

❺ その後の体制整備

当院にある2つのICUは設立した時期や目的が異なっていたため，救命ICUと院内ICUは救命病棟を挟んで廊下でつながった別棟に配置されており連携は不十分であった．そこで，この事件の後に救急ICUを院内ICUと同じ棟に移設し隣接させることで連携強化し，一体となった運用ができるようにした．資機材庫も一部共有とし呼吸器などの医療機器も統一化を進め，医療資機材の効率的管理や人員の柔軟な活用ができるようにした．また，以前より広いICU面積を確保したり，災害時に2つの隣接したICUを一体化させることで広い空きスペースを確保したり，高機能ではないがICUで使用可能なベッドを予備運用として確保したことで増床しやすくした．この増床した場所で診療継続するためには独立した酸素・吸引などの配管や電源の確保が重要であり，これらを複数配置とした．

運用面でも毎年の院内災害訓練の中で外部から受け入れのためのICU病床確保を行う内容を大きくした．当院では災害時には救急ICUの患者は，直ちに全員を院内ICUか一般病棟に移動させて空床をつくり，重症熱傷や重傷外傷患者を受けやすくした．現実的には重症熱傷患者が多数入室すれば，すべてに根本的治療を行うことは困難であるが，再転送するまでの短期間なら対応可能であると考えた．また，地震などではエレベーターが一時的に使用不能となり，ER，一般外来，ICU，手術室の階層が異なる場合はこれらの間での移動が問題となる．当院はゆるい斜面に立地しており，敷地内

で建物外を回れば地下の ER から 1 階にある一般外来, 2 階にある ICU や手術室へのストレッチャー移動が可能であり, その搬送経路も明確化させた.

2018 年 12 月に発表された日本熱傷学会の重症熱傷診療に関する現状調査[3] によると, 重症熱傷患者受け入れ可能施設は全国で 258 あるが, ほとんどは 1 人か 2 人で多くても 3 人であった. 近畿地方で重症熱傷患者の集中治療可能病床数は 43 施設 100 床であり, 分散搬送の重要性が他の外傷患者に比して高い. 基幹災害拠点病院が災害拠点病院などの調整を行うために各施設の ICU 病床数は開示されているが, 熱傷など疾患別の受け入れ体制は明確にはなっていない. 普段から集中治療担当者は災害医療担当者と連携を取っておくことが重要であり, 災害時には病院代表電話を介した通信は困難となることが予測されるため, 他医療機関の ICU と直接連絡を取れるような別の手段を確保しておくことが望まれる. 早期に地域内の情報を集約し, 隣接都道府県の基幹災害拠点病院と連携することで, 地域外にスムーズに搬出できるよう常に考えるなど, 集中治療医であっても災害への対応能力は求められる.

熱傷患者は減少しており重症熱傷を日常的に診療している施設は多くない. 熱傷の特殊性として根本治療を行う施設への二次搬送までの時間的余裕は他の外傷よりも大きく, 熱傷の重症度が時間経過で変化するため, 自院での診療継続が困難と考えた時には, 早期に対応できる施設を広域から選択して転送を行うべきである. また, 重症熱傷では他の重症外傷と比較して多くの人員や資機材が必要であり一施設で受け入れられる数は少ないことから, 薄く広く分散搬送させることが重要である. このことを訓練や研修会を通じて消防関係者や災害担当者に知ってもらえるよう啓蒙を図っている.

その後の多数熱傷患者
本稿執筆中に, 不幸にも京都市内で多数熱傷患者が発生した. この福知山花火大会での経験が多少でも生かせたのかまだ明らかではないが, 亡くなられた方の冥福と治療中の方の早期回復を祈りたい.

■ 文　献 ■

1) 日本外傷データバンク：Japan Trauma Data Bank Report 2018（2013-2017）. https://www.jtcr-jatec.org/traumabank/dataroom/data/JTDB2018.pdf（参照 2019-10-07）
2) 北川昌洋, 高階謙一郎, 藤見　聡, 他：福知山花火大会露店爆発事故における直近救命救急センターの対応と DMAT の支援. Japanese Journal of Disaster Medicine（日集団災医会誌）2017；22：57-63
3) 横田裕行：重症熱傷診療に関する現状調査と熱傷初期診療に役立つ教育資材の開発. 平成 29 年度厚生労働科学特別研究事業. 日本熱傷学会, オリンピック・パラリンピック開催準備特別委員会 監, 2018

JR 福知山線脱線事故における現地および病院での対応

小谷　穰治

❶ 事故の概要

　2005 年 4 月 25 日 9 時 18 分頃，兵庫県尼崎市にある JR 福知山線塚口駅と尼崎駅の間の右カーブ区間で脱線事故が発災した．前 5 両が脱線し，そのうち前 4 両は線路から逸脱し，先頭の 2 両は線路脇のマンションに激突した．先頭車両は 1 階の駐車場へ突入し，2 両目はマンション外壁へ横から激突し，さらに脱線逸脱してきた 3〜4 両目と挟まれて圧壊した．死亡者数は 107 名（乗客 106 名および運転士），負傷者数は 562 名（乗客 562 名，兵庫県警察本部から提供のあった情報による）であった（国土交通省ホームページ，鉄道事故調査報告書）[1]．

❷ 公的機関の初期対応

　公的機関の初期対応について**表 1**にまとめた．10 年前の 1995 年阪神・淡路大震災におけるそれと比べて格段に対応が早かった．

❸ 事故現場の記録：一般市民の救助活動

　兵庫医科大学病院の医療者（卒後 27 年目，4年目，1 年目の医師 3 名と看護師 1 名）が，ドクターカーを用いて，最初の患者を搬送してきた救急車（9 時 50 分到着）を先導として現場に入った（9 時 55 分病院出発）．発災直後から，すなわち救急救命士や医療者が現場に入る前から，近隣の工場に勤める人や住民（以下，一般市民）が負傷者の救護をすでに開始していた．電車の座席を引き剥がして担架として傷病者の搬送に用いるなど，機転の利いた対応をしていた．一般市民の負傷者に対する略奪行為などは全く見られず，倒れている負傷者の携帯電話を用いて負傷者の依頼する人物に電話をかけ，生存していることを報告するなど，非常に善良な行動を取っていた．

　一方で，地上に寝かされている多くの負傷者は，顔に濡れタオル，枕元にペットボトルと氷（近くに氷店があった）が置かれており，日本人

表 1　公的機関の初期対応

4 月 25 日	
9 時 18 分	事故発生
25 分	兵庫県警連絡対策室（9 時 50 分対策本部）
33 分	尼崎市消防現地指揮所設置
40 分	尼崎市消防部災害対策本部
40 分	内閣府情報対策室設置
	消防庁災害対策本部
10 時 00 分	兵庫県事故対策本部（県防災監）
20 分	兵庫県事故対策支援本部（県知事）
30 分	尼崎市災害対策本部
19 時 00 分	兵庫県警列車事故事件捜査本部

の典型的な看病スタイルと思われたが，医療者が傷病者重症度の first impression（第一印象）を得るために顔にかかった濡れタオルを逐一除去しなければならず，手間と時間がかかった．また，救助活動を開始してしばらく経ってから，事故現場から少し離れたビルのエントランスに傷病者がすし詰め状態で並べられているのがわかった．トリアージできるスペースがなく，担架で運び出すのにも難渋した．また，同じく事故現場から離れた路上で，顔に濡れタオルを置かれた傷病者を発見した．かたわらにいた一般市民が日傘で日除けをしていたが，CPR（心肺蘇生法）は行っておらず，すでに死亡していた．

初期救助に当たるのはプロフェッショナルである救急救命士や医療者ではなく一般市民であり，彼らの救助，応急処置，搬送は非常に重要なマンパワーであると同時に，彼らの行動が患者の生命予後を左右することもあり，彼らに対する初期治療に関する啓蒙が必要であると思われた．

❹ 遺体安置

当日の 13 時頃に近隣の尼崎総合体育館に遺体安置所が設置され，明らかに死亡していると判断された傷病者はここに安置された．傷病者の遺族が突然の死を受け入れるためには，このように静かに遺体を確認できる場所と時間が必要であると思われた．

❺ 救助本部事故概略図の間違い

事故概略図を**図 1** に示した．最初に作成された救助本部事故概略図では外部から見える車両 6 両に番号が ① から ⑥ まで振ってある．その後，電車が突っ込んだビルの 1 階駐車場にさらにもう 1 両の車両があることが判明し，これを加えた全 7 車両の概略図に修正されている．初期の情報は混乱し，間違いがあり得ると

いう教訓となると思われる．

❻ 瓦礫の下の医療

先頭車両に閉じ込められたものの生存している傷病者（確か 3 名）に対して静脈路確保と点滴の投与などが行われ，いわゆる「瓦礫の下の医療」が実践された．うち 1 名が兵庫医科大学救命救急センターに次の日の 0 時過ぎに搬送された．

❼ 兵庫医科大学病院での初期の活動

1　第 1 報

第 1 報は 9 時 33 分，朝の症例カンファレンス中であった．どこからの一報であったのか記憶がないが，内容は「福知山の踏切で電車と車が衝突し，5 名の負傷者がいる．何名受け入れられるか？」であった．おそらく相手方かわれわれが福知山線と福知山市を混同したのではないかと思う．「初期の情報は間違いが多い」の一例である．月曜日の朝で満床であったが，当時のセンター長が無制限受け入れと返答していた（後に尼崎市消防局にも無制限受け入れと返答）．多くても 5 名程度と考えていたが，結果的には 113 名の患者を受け入れることとなった．

2　初期対応

初期対応について**表 2** に示した．特記すべきことは第 1 報からわずか 7 分で災害対策本部設置，トリアージポスト設定，治療ポスト設定を完了できたことである．過去 3 年間にわたり年 1 回の病院全体の災害訓練を行っていたことで，救命救急センタースタッフや病院職員達に多数傷病者受け入れのイメージができていたことが理由の一つであると実感した．

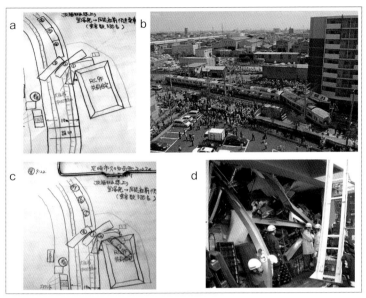

図1　救助本部事故概略図
a：最初の事故概略図,
b：事故現場の写真,
c：訂正された事故概略図,
d：マンション1階に突入した
　1両目の車両.
　（b：http://blog-imgs-12.
　fc2.com/t/s/u/tsukonno
　ichigeki/01.jpg より）.

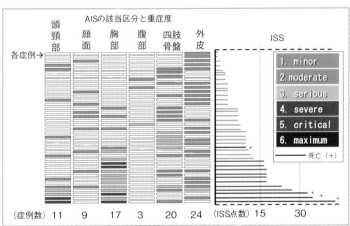

図3　入院症例のAISとISS
横1列が1症例を示している. ISS
の低い順番に並べている. 損傷部位
は外皮, 四肢骨盤, 胸部に多かった.
重症度の高い損傷は頭部, 胸部に多
く, 腹部損傷の患者数は少なかった.
ISS13点の挫滅症候群の症例が死亡
した.
AIS：abbreviated injury scale,
ISS：injury severity score.

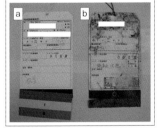

図5　トリアージタッグの損傷, 汚損
a：一度ちぎれると元に戻らない, b：タッグが泥と血液で汚染されて
いる.
記載ペンと手袋の汚染により, カードへの記入に難渋した. 手当をして
いる住民から「出血患者を早く診ろ！」とのクレームがあり, トリアージ
の支障となった. トリアージは最終的に2～3分かかった.

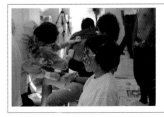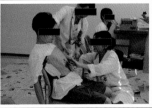

図6　災害訓練におけるムラージュ
ムラージュ：傷病の記録や医療教育用に使用
される標本, 模型. 学生にリアリティーのあ
る傷病者のムラージュを施した.

表 2　兵庫医科大学病院の初期対応

9 時 18 分頃：事故発生
33 分　　：第 1 報（尼崎市消防局より救命救急センターへ）
院内各方面へ連絡
空床把握
救命救急センターより入院患者転床
40 分頃　：災害対策本部設置
トリアージポスト設定
治療ポスト設定
50 分　　：第 1 例搬入
55 分　　：ドクターカーを現場派遣
（医師 2 名，研修医 1 名，看護師 1 名）
10 時 00 分頃：尼崎市消防局へ，無制限の患者受け入れを連絡

表 3　搬送患者の経時的推移

時間	搬送手段（台数）	傷病者数
9 時台	救急車 1	1 名
10 時台	救急車 5，パトカー 7，警察・一般車両 3	31 名
11 時台	救急車 6，パトカー 5，警察護送車 2	68 名
12 時台	救急車 4，一般車両（警察）2	10 名
13 時台	病院ドクターカー 1	1 名
14 時以降	救急車 1，病院ドクターカー 1	2 名

3　トリアージポスト

　救命救急センター前のエリアを「病院トリアージスポット」と決めた．トリアージオフィサーの人数は 1 名としたが，短時間に大量に患者が搬送されてきたため途中から 2 名に増員した．10 時〜11 時台の 2 時間に 99 名の患者が搬送され，合計 113 名が搬送された．入院 39 名，緊急手術 10 件であった（**表 3**）．赤タッグ 9 名，黄タッグ 30 名，緑タッグ 74 名であった．トリアージ法は改変 START 法であったが，警察の護送車などで大量に搬送される傷病者の対応に追いつかず，トリアージオフィサーの久保山一敏講師は自身の直感でトリアージすることとしたが，後に検証すると相当に正確であった．これを英文論文[2]として発表（publish）したところ，英国 BBC から取材の申込みがあり，番組で公開された[3]．

4　白板を用いた情報掲示

　搬送患者の情報は，災害訓練どおり白板に手書きで記入していった．この方法により院内職員の情報共有が容易であったのみならず，警察や JR 職員に説明する際も，彼らが白板情報を見て自ら情報収集できたので簡便に情報を伝えることができた．個人情報保護法が制定された直後であったので病院長が懸念を示したが，現場での情報コントロールを優先させてもらった．結果的に白板での情報記入に関する患者側からの苦情はなかった．なお，家族と連絡がつかなくなった女性が，傷病者が搬送されたと思われる病院に問い合わせをしても「個人情報の保護」のために電話での回答はしてもらえず，いくつかの病院を訪問して家族を探していた．兵庫医科大学病院には 14 時 15 分に到着し，この白板で家族の名前を見つけ，生存を確認でき

表4 患者の院内移動

トリアージスポットからの収容先	
診療スポット → 帰宅	74 名
救命救急センター（8 号館）	9 名
一般病棟（10 号館）	10 名
一般病棟（1 号館）	20 名
院内移動での病棟数	
1 病棟	33 名
2 病棟	6 名
3 病棟以上	0 名
（処置室，X 線検査室，手術室，ICU は含まない）	

た．個人情報の保護法の過剰な適用は問題があるように思う．

5 医療者の行動

　軽症患者（緑タッグ）が一般市民の運転する車で病院へ搬送されてくる場合，被災者は歩行し，会話もしている，すなわち，元気であるにもかかわらず，迎える医療者は車の中まで入って手を差し伸べたり，傷病者が車から降りた後も手を携えて誘導したりする場面が多く見られた．一方，重症患者が「ワゴン車，運転手は一般市民 1 人のみ，荷台の手前に黄色タッグ，奥に赤タッグの傷病者が置かれている」という状況で病院トリアージスポットに搬送されてきた場合，医療者がハッチを空けた後，多くの医療者はまず発語のある手前の黄色タッグの患者に着目して院内へ搬送することに携わっていた．その後，医療者達は奥にいた赤タッグ〔CPA（心肺停止）となっていた〕の傷病者に気づき，蜂の巣をつついたような騒ぎとなり，急いでCPR を開始し，救命救急センターへ搬送した．この教訓は，「トリアージの現場では発語のない静かな傷病者こそが重症である」「一般市民は 1 人で患者を搬送せず，患者の様子を観察できるもう 1 人を載せて搬送するべきである」である．

6 黄色エリアのピットフォール

　黄色エリアでは傷病者が治療を待つか入院手続きを行うために待合の椅子に座っていたが，警察の格好の事情聴取対象となってしまったために，本来の患者フロー（診療の流れ）が妨げられた．黄色エリア傷病者は会話ができるため，取材や事情聴取の対象となることを念頭に置いておくべきである．

7 事務職員の役割

　患者情報を書き出した白板を用いて警察やJR 職員に現状の説明を行っていた．また，重症患者が ER に搬入された場面でも医療者の発言を詳細に記録し，患者の病態，入院ベッドの確保，手術の適応などについて災害対策本部に情報を上げていた．多数傷病者の情報収集と管理には事務職員の活躍が有益である．

❽ 入院患者の概要と治療

1 患者の移動

　患者の移動状況について表4 にまとめた．全受診患者 113 名のうち診療スポットから帰宅した者が 74 名，一般病棟 30 名，救命救急センター 9 名であった．また，院内での病棟移動数は 1 病棟のみが 33 名，2 病棟の移動が 6 名いた．

表5　放射線検査の実施回数（11時-13時）

	装置数	実施件数
CT検査	3台	27件
X線単純撮影		
固定（軽〜中等症用）	4台	38件
固定（中等症用）	1台	23件
ポータブル（重症用）	2台	34件

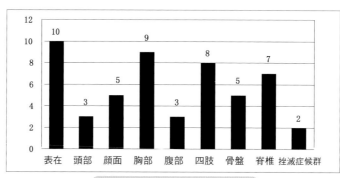

図2　入院患者部位別損傷分布

損傷部位は表在，胸部，四肢，脊椎が多かった．数字は症例数．

2　放射線検査の実施回数

　当日の11時〜13時の放射線検査の実施回数を表5にまとめた．CT装置は3台あったが27件と多かった．X線単純撮影は固定機器が4台で38件，ポータブル機器2台で34件であった．

3　損傷部位の延べ数の分布

　入院患者39名の損傷部位の延べ数の分布を図2にまとめた．損傷部位は表在，胸部，四肢，脊椎が多かった．挫滅症候群が2例あった．また，入院患者のISSを図3にまとめた．この解析で見ても，損傷部位は外皮，四肢骨盤，胸部に多かった．しかし，重症度の高い損傷は頭部，胸部に多く，腹部損傷の患者数は少なかった．

4　死亡症例

　院外心肺機能停止で，その後死亡した症例は以下の2例であった（個人が特定されないよう

に年齢と性別は記載しない）．

●急性硬膜下血腫・脳挫傷・くも膜下出血，両側肺挫傷，左鎖骨骨折，ISS 45（発災14.5時間後死亡）．

●脳挫傷，両側肺挫傷・血気胸・肋骨骨折，出血性ショック，ISS 34（発災7.5時間後死亡）．入院後の死亡症例は以下の2例であった．

●急性硬膜下血腫・脳挫傷・くも膜下出血，両側肺挫傷，ISS 35（発災23時間後死亡）．

●両側下肢挫滅症候群，ISS 10（発災5日後死亡）．

5　初診時の主たる病名

　初診時の主たる病名を表6にまとめた．外来帰宅した患者，入院患者ともに整形外科疾患が多かった．

6　手術の内訳

　入院患者37名中，17名に手術を施行した．緊急手術は10件，待機手術は10件であった

表6　初診時主病名

外　来		入　院	
打撲	45	挫傷	7
		デグロービング損傷	3
挫傷	5	骨盤，寛骨臼骨折	5
		脊椎骨折	7
四肢捻挫	7	四肢骨折	8
		肋骨骨折，血気胸	9
頸部腰部捻挫	17	頭蓋内出血	3
		顔面骨骨折	5
		腹腔内臓器損傷	3
		挫滅症候群	2

・整形外科疾患が多かった．数字は症例数.

表7　入院患者の手術

全手術患者	17 例（入院患者 37 名中）
緊急手術	合計 10 例
整形外科	7 例
呼吸器外科	1 例
脳外科	1 例
救急	1 例
待機手術	合計 10 例
整形外科	6 例
呼吸器外科	1 例
形成外科	2 例
口腔外科	1 例

・整形外科手術が最も多かった.
・予定手術はすべて行った. → 手術室スタッフと麻酔科
　医師の災害医療への理解があった.

（表7）．手術を行った診療科は，緊急，待機ともに整形外科が最も多かった．なお，当日は緊急手術10件にもかかわらず，他の予定手術をすべて行うことができた．手術室スタッフと麻酔科医師の災害医療への理解があったと思われた．緊急手術と待機手術の手術名を**表8**にまとめた．手術までの時間を**図4**にまとめた．待機手術は Day 3（第3病日）に3件あり，GW（ゴールデンウイーク）を挟んで Day 11 から23にかけて7件が行われた．

7　入院患者の再評価

　一般病室へ入院となった症例（黄色タッグ）のうち，主治医体制が不明確で，数時間放置された症例があった．そこで，第1回目の病棟回診を救命救急センターのセンター長，副センター長で行い，一次トリアージ後の病態変化をチェック，診断漏れ，見落としのチェック，プロブレムリストのチェック，所属科，担当医の確認を行った．

　2回目の回診は救命救急センター講師，助手，研修医が2班に分かれて，治療内容の詳細の

表 8-1　当日緊急手術

傷病名	手　術
整形外科手術	
右手デグロービング，小指開放骨折	骨接合，創一次縫合術
左股関節脱臼	脱臼徒手整復
左橈尺骨骨折，右足デグロービング腓骨骨折	骨接合，創一次縫合術
左寛骨臼脱臼，骨頭骨折	骨折骨接合術
骨盤輪骨折	創外固定術
左上腕骨骨折，左足関節開放性脱臼骨折	骨接合
背部デグロービング	創一次縫合術
その他の手術	
硬膜下血腫くも膜下血腫	血腫除去（死亡）
肺挫傷胸腔内腹腔内出血	開胸開腹血腫除去
下肢クラッシュ症候群	筋膜切開

・個人の特定を避けるために年齢と性別は伏せた.

表 8-2　待機手術

傷病名	手　術
整形外科手術	
上腕骨骨幹部外顆骨折，リスフラン関節脱臼骨折，（血気胸）	骨接合術
上腕骨骨折，橈骨神経麻痺，（頭部外傷）	骨接合術，神経剥離術
上腕骨骨折，橈骨骨頭骨折	骨接合術
仙骨骨折，（寛骨臼骨折）	椎弓切除術
橈骨骨頭骨折，（胸腰椎破裂骨折）	骨接合術
挫滅症候群	大腿切断
その他の手術	
肺挫傷	肺切除
鼻骨頬骨骨折，（肺挫傷）	骨接合術
鼻骨頬骨骨折	骨接合術
下顎骨骨折	骨接合術

・個人の特定を避けるために年齢と性別は伏せた.

チェック，治療方針と薬剤投与メニューの決定，検査項目，次の検査項目メニュー決定，病棟看護師との情報確認を行った.

　3回目の回診は，整形外科病棟医長，医師が担当別に手術適応，治療内容の検討を行った. 災害訓練のシナリオはトリアージまでであったことが入院後の対応の遅れにつながった可能性があり，災害訓練で入院後のシナリオを用いてシミュレーションを行っておいたほうがよいと思われた.

❾ 死亡患者の情報記録の重要性

　事故から約3カ月後に，JR西日本から「被災者遺族からの質問に答えてほしい」との依頼があった. 内容は，「① 搬入時間，② 入院時の本人の状況（話ができたかなど，すなわち，家

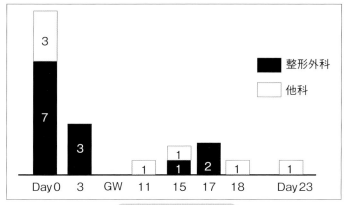

図 4　手術までの期間

GW：ゴールデンウィーク．数字は件数．

族への dying message がなかったか），③ 診断における状況（どういう状態であったのかなど），④ 死亡時刻の確認（○○時○○分とお聞きしています），⑤ その他」（原文のまま）であった．すでに家族には説明済みであったが，面会して話を聞くと，「朝に『行ってきます』と言って元気に家を出たのに，病院に行くとすでに死亡したと言われた．搬入後の経過の説明は，蘇生の内容や血圧の変動などで，どうして死んでしまったのか，今でも飲み込めない」とのことであった．すなわち，多数傷病者発生時の診療記録は，同時に多数の患者の対応をするために記録が単純になる．そこで，災害対応の記録のために撮影していた 100 分間の動画を著者と家族とともに観ることとした．動画の中には当該被災者が搬入され，多くの医療者が必死の形相で蘇生や治療を行っている様子が映っており，家族はモニターに向かって，「お父さん，頑張れ！」と応援を始めた．著者もモニターを観ているうちに当時の「なんとか救命したい」という気持ちが蘇ってきて，あたかも，部屋全体が家族と著者と動画を持ってきた事務職員と一緒に，3 カ月前にタイムスリップしたような感覚に襲われた．蘇生行為が終了した場面で，家族は「皆さんが一生懸命治療してくださったことがものすごくよくわかりました」，「お父さんは死にたくないと言っていた」，「これは運命だったんだ〜」などと泣きながら繰り返しおっしゃられて，当該患者の死を受け入れようとしていたように見受けられた．残された家族は，患者の最期の様子を詳細に知り，それを何度も思い返すことでようやく死を受け入れることができる．診療情報の記録が少なくなる多数傷病者発生時には動画撮影や写真などを用いてできる限り詳細な記録を残しておくことが，残された遺族にとってその死を受け入れるために役に立つと思われた．

❿ トリアージタッグの問題

災害現場で使われたトリアージタッグでは，血液や体液，泥に塗れ，また，記載ペンと手袋の汚染により，カードへの記入に難渋した（図5）．手当をしている住民から「出血患者を早く診ろ！」とのクレームがあり，トリアージの支障となった．トリアージは最終的に 2〜3 分かかった．また，トリアージタッグは一度ちぎれると再接着ができず，トリアージの重症度が上がったままになることも問題であった．実際に，黒タッグを付けた患者が院内を歩行している光景が見られた（ゾンビと呼ばれていた）．

⓫ 回復サポートチーム

入院患者への支援の充実，公平化のために立ち上げられた．構成メンバーは看護部長をリーダーとし，医師3名（精神神経科，整形外科，救命救急センター），看護師2名，作業療法士1名，臨床心理士1名，医療社会福祉士1名，事務職員1名からなる回復サポートチームを立ち上げた．活動内容は専任看護師長の回診や情報交換会議（7回，5月10日〜6月28日）などであった．とはいえ，生存した被災者は「なぜ，あの人が死に自分が生きているのか」というような，「なぜ？」という質問を繰り返す傾向が多く見られ，「話を聞く」という役割が大きかったと感じている．

⓬ マスコミ対策

記者会見は予告した時間に定期的に行ったが，マスコミ関係者が現場に入って情報収集をしようという行動は見られなかった．彼らによれば，「よその会社よりも早く情報がほしいというわけではなく，遅れることが困る．定期的な記者会見さえ行ってくれれば現場に侵入して情報収集することはない」とのことであった．記者会見を予告して定時に行うことは，マスコミのコントロールに非常に有効であると思われた．

⓭ 災害訓練

事故の3年前から年に1回，ICUスタッフも含めた全病院的な災害訓練を行っていた〔2002年10月30日（水），2003年10月24日（金），2004年10月22日（金）〕．模擬患者は学生にやってもらい，ムラージュを施したが（図6），臨場感があり，模擬患者も気持ちが入ってより実際的な演技ができた．また，災害対策本部の病院長，看護部長，救命救急センター長にはシナリオを伏せておき，本部の行動

をモニタリングし，後の反省材料としている．

参加者は毎年100名前後であり，医師10数％，看護師約60％，事務職員10数％，その他10％程度であった．毎年のアンケートでは，「受け入れ体制ができていたと思うか？」「トリアージは適切に行われたか？」を問うたが，前者では「できていた」「ほぼできていた」の回答が約35％，50％，70％，後者では「適切」「ほぼ適切」の回答が約30％，70％，85％と年を追うごとに増加した．実際に，著者もERで患者を治療している間に，訓練ではないかと錯覚する感覚が何度かあった．全病院参加型でムラージュなどを用いた実際的な災害訓練を日常的に行っていたことは，JR事故における傷病者受け入れがスムーズに行われた理由の一つであると思われた．

おわりに

JR福知山線脱線事故における兵庫医科大学病院の対応を一部は記憶に従って解説した．公的機関の対応は非常に早く，これより10年前の阪神・淡路大震災時の対応と比べると格段の違いがあった．病院における患者受け入れには，ICUスタッフも含めた災害訓練による院内文化の育成が重要である．また，災害現場での初期治療を担うのは一般市民であり，搬送，重傷度鑑別，応急処置などの教育，啓蒙が必要と思われた．本項で述べたわれわれの経験が今後の災害医療に役立つことを祈念している．

データの提供と解析には，切田 学先生（加古川中央市民病院 救急科），吉永和正先生（市立川西病院 顧問），中山伸一先生（兵庫県災害医療センター センター長）にご協力いただいた．

■　文　献　■

1）西日本旅客鉄道福知山線塚口駅〜尼崎駅間列車脱線事故（鉄道事故調査報告書 RA2007-
　3-1）．国土交通省ホームページ.
　http：//www.mlit.go.jp/jtsb/railway/fukuchiyama/RA07-3-1-1.pdf（参照 2019-12-24）
2）Hashimoto A, Ueda T, Kuboyama K, et al：Application of a first impression triage in the
　Japan railway west disaster. Acta Med Okayama 2013；67：171-6
3）英国 BBC の番組で公開.
　https：//www.bbc.co.uk/programmes/p0290tb4（参照 2019-12-24）

熊本地震における熊本大学病院集中治療室の対応

笠岡　俊志

❶ 平成 28 年（2016 年）熊本地震の概要

　2016 年 4 月 14 日午後 9 時 26 分，熊本県熊本地方を震源とする気象庁マグニチュード（Mj）6.5 の地震（前震）が発生し，益城町で震度 7 を観測した．さらに，その 28 時間後の 4 月 16 日午前 1 時 25 分には，同じく熊本県熊本地方を震源とする Mj 7.3 の地震（本震）が発生し，西原村と益城町で震度 7 を観測した（計測震度は益城町で 6.7 と国内観測史上最大）．1 つの地震において複数カ所（2 カ所以上）の震度計で震度 7 を記録するのは観測史上初めてのことであった．14 日の地震は日奈久断層帯の北端部の活動，16 日未明の地震は布田川断層帯の活動によるもので，隣接する 2 つの断層帯が連動することで発生した連動型地震とみられている．熊本地震では震度 7 の激震 2 回に加えて，最大震度 5 弱以上の余震が 16 回も発生し，最初の地震から 1 年間の有感地震は 4,297 回であり，内陸または沿岸で発生した地殻内地震としては震度計による観測が始まった 1996 年 4 月以降で最多となっている（**図 1**）．

　熊本地震による人的・物的被害の状況を**表 1**に示す．倒壊した住宅の下敷きや土砂崩れなどによる直接死は 50 名で，避難生活によるストレスや持病の悪化などによる震災関連死は 220 名（2019 年 4 月時点）に上っている．16 日未明の地震後，避難者は最多で 18 万 3,882 名，避難所の開設も 855 カ所に上った．さらに，様々な理由により車中泊で避難生活を送る被災者も多かった．その後も余震が頻回に発生する

とともに住宅の全壊や半壊も多数に及んだため，長期の避難所生活を余儀なくされた被災者も多数発生した．

❷ 熊本県医療救護調整本部の活動

　熊本県では 2013 年 6 月に，統括 DMAT（災害派遣医療チーム）の資格を持つ医師を県災害医療コーディネーターに登録し大規模災害に備えていた．2016 年 4 月 14 日，熊本地震の発災後，熊本県庁に災害対策本部が設置され，県からの要請により災害医療コーディネーターが災害対策本部に入り，東西の DMAT 事務局より本部活動のサポートを受けながら医療救護に関する調整を行った．被害が限定的と思われた矢先，4 月 16 日午前 1 時 25 分，再び熊本地方を震源とする震度 7 の地震が発生し，事態は一変した．家屋の倒壊などによる傷病者や避難者の急増に加え，医療機関も被災し，ライフラインの問題による診療停止のみならず，病棟の被災によって入院患者の避難を余儀なくされた基幹病院も出現した．県調整本部では DMAT をはじめとする医療チームの調整など，様々な医療ニーズに対応するべく活動を続けた．発災から約 1 週間後，DMAT 調整本部の撤収とともに，県医療救護調整本部に業務が引き継がれたが，県職員と災害医療コーディネーターのみで本部機能を維持することは困難であり，引き続き DMAT 事務局のサポートを受けながら，さらに日本災害医学会（JADM）に災害医療のエキスパートの派遣を依頼しロジスティクス機能を維持した．DMAT の撤収に伴う医療救護班は

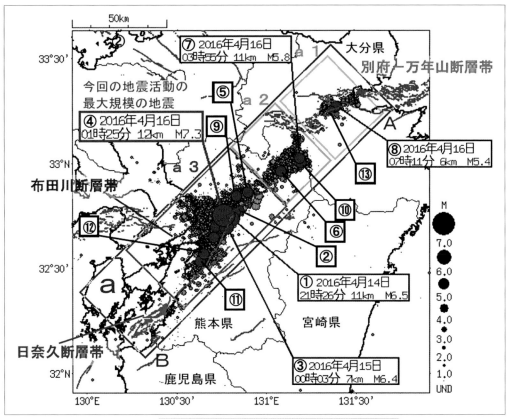

図1　熊本地震の震央分布図（文献1より引用）
2016年4月14日〜5月12日09時30分，深さ0〜20km，Mすべて．
M≧5.0以上または最大震度5強以上の地震を濃く表示．

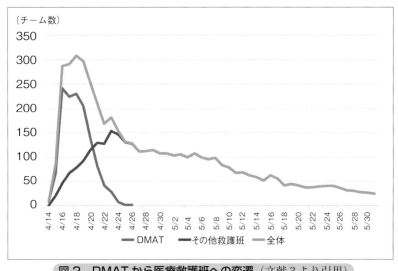

図2　DMATから医療救護班への変遷（文献3より引用）

表1　人的・物的被害の状況（文献2より引用改変）

人的被害
・直接死　　　　50 名
・関連死　　　　220 名
・重軽傷　　　2,737 名（重傷 1,130 名）
住宅被害
・全壊 8,657 棟，半壊 34,491 棟
・一部損壊 155,095 棟
避難所数および避難者数（最大値）
・855 カ所，183,882 名

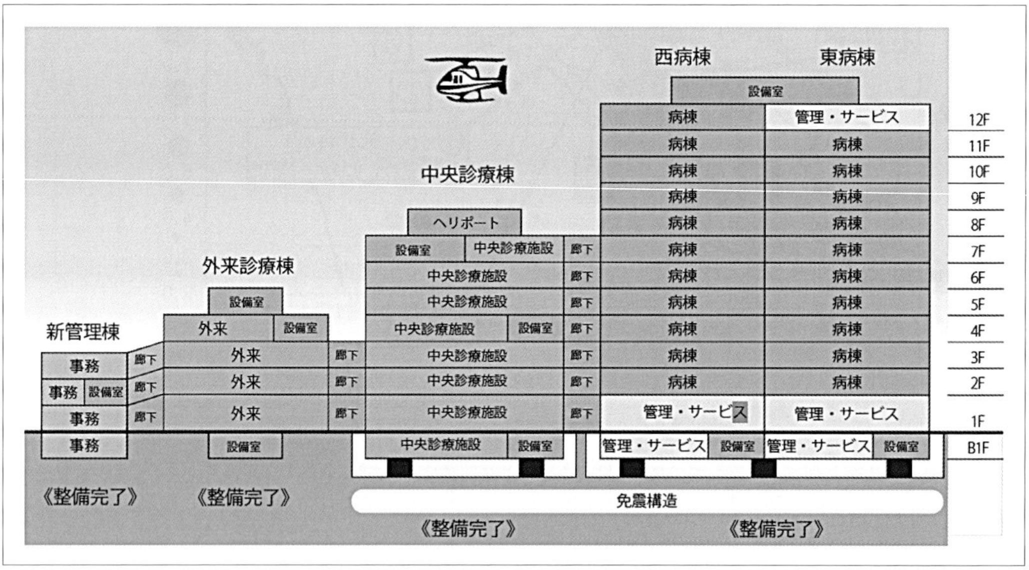

図3　熊本大学病院の耐震性

日本医師会災害医療チーム（JMAT）などの支援により比較的スムーズに移行できた（**図2**）．その後，医療救護に関するニーズの減少とともに活動を縮小し，6月1日に本部活動を終了した．

❸ 熊本大学病院 ICU の対応

1 発災前の状況

熊本大学病院は総病床数848床を有する特定機能病院であるが，災害拠点病院の指定は受けていない．集中治療室（ICU：11床）は西病棟6階，高度治療室（HCU：14床）は東病棟6階，

手術室は中央診療棟6階に設置されており，いずれも免震構造の建物で，渡り廊下で相互に往来が可能である（**図3**）．

ICU スタッフは日々重症患者の診療・管理に従事し急性期医療の最前線にいる．また，ICU 看護師は救急外来診療も兼任し，日頃より防災に関する認識が高い．毎年，院内で開催される災害訓練にも ICU スタッフは積極的に参加し，全スタッフによる協力体制を整備していた．

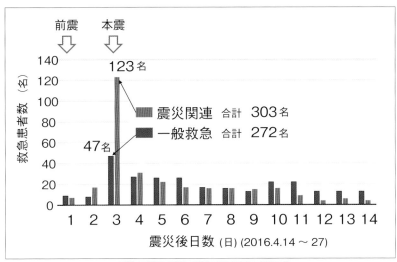

前震　本震

救急患者数（名）

140
120
100
80
60
40
20
0

123名

47名

震災関連　合計　303名
一般救急　合計　272名

1　2　3　4　5　6　7　8　9　10　11　12　13　14

震災後日数 (日) (2016.4.14〜27)

図4　救急患者受け入れ数の推移

2　発災後の ICU の対応

　ICU が設置されている西病棟は免震構造であるため，ICU 内に目立った破損は認めなかった．ただし，手術室と西病棟6階の渡り廊下の壁と天井の一部が破損したため，一時的に渡り廊下は通行止めとなり，術後患者の ICU 入室経路に変更が必要であった．発災後受け入れた救急患者数の推移を**図4**に示す．震災関連の救急患者303名のうち，158名（52%）が当院に入院となった．

　発災時の ICU 入室患者状況は4月14日21時24分の前震時に入室患者は7名で，人工呼吸管理は3名，持続的血液浄化管理は2名であった．4月16日の本震時に入室患者は8名で，人工呼吸管理は3名，持続的血液浄化管理は2名であった．各震災後，ICU 内の患者およびスタッフの安全は即座に確認できた．設備や機器の横揺れなどによる破損被害やエラーの発生はなく，人工呼吸や持続血液浄化機器による治療を受けていた患者およびその周辺も全く異常を認めなかった．病棟が免震構造であることの重要性を改めて認識することができた．また，熊本大学病院の緊急災害対策マニュアルでは職員は震度6以上で自主出勤となっており，

医師，看護師ともに複数の自主出勤がなされ，診療支援に協力することができた．

　当院の災害対策本部から新規重症患者の受け入れの打診を受け，新規患者のために可及的にベッドを確保する方針を立てた．入室患者の主治医と ICU 医師（チーフ医師）と ICU 看護師（師長，副師長，チーフ看護師）との協議の上，退室先の第1選択を一般病棟，第2選択を HCU として対応可能かどうかの判断を常時行った．この際，重症患者の ICU への受け入れが困難な場合の対応として，HCU においても ICU 医師等による支援のもとで重症患者（人工呼吸器装着など）の受け入れを本部と協議の上で行った．発災後の ICU への患者受け入れは，医療機関からの転院搬送〔圧挫症候群，CPA（心肺停止）後，敗血症など〕や災害現場からの直接搬送（圧挫症候群，重症頭部外傷など）を受け入れ，手術，検査に逐次対応した．ICU が満床に近い状況で，さらに院外から新規重症患者を受け入れる可能性があったため，急性期管理中の患者のトリアージ判断を行い，一部の患者を HCU へ移した．この際，ICU 医師が HCU も含めた診療を積極的に広げ維持した．このような診療体制が1週間程度継続し，

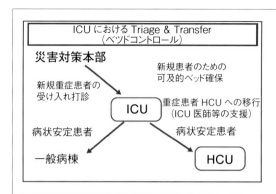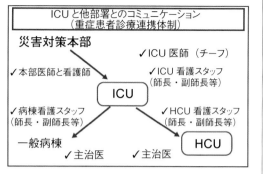

図5　発災後のICUの活動（文献4より引用改変）

その後，高度手術後患者の受け入れも含めた通常診療体制へと移行した．熊本大学病院は災害拠点病院の指定を受けていないが，災害時に高度医療を社会に提供する役割を果たすことができたと考えている（**図5**）．

3　熊本地震におけるICU診療の事後評価

　熊本地震を経験して当院においても様々な課題が浮き彫りになり，今後さらなる事前対策の強化が必要である．

　重症患者を受け入れるまでのICUを振り返り，以下のプロセスが重要であると考えられた．

① ICUスタッフと患者の安全・安否確認．

② ICUでの構造被害状況確認と避難搬送経路の確認．

③ ライフライン・院内外の状況確認の上，ICU診療の継続可否の判断．

・継続不可の場合は，病院避難も含めた上での対応．

・継続可の場合は受け入れも含めた上での対応．スタッフの適正配置．

④ 主治科との連携によるICU入室中患者のトリアージによる空床確保．

⑤ EMIS（広域災害・救急医療情報システム）などを基盤とした，院外の急性期重症患者の受け入れと情報共有．

⑥ ICU内での随時の医療資源の確認とトリアージ．

　毎年行っている多数傷病者受け入れ訓練の実施や，病棟が免震構造で構造被害や医療機器の破損が極めて少なかったことにより院内の問題点が少なく，院外を視野に受け入れ体制の準備（①から③までの過程）がスムーズに行えた利点があった．一方，医療スタッフの配置やエレベーター停止時の対応で現場は混乱し，さらなる院内調整業務が必要と考えられた．④について，日々行っている各科とICUの医師・看護師間でのベッドコントロールが迅速に実施され有効であった．⑤において，EMISも含めて全体の情報を共有することが難しく，当部署からの利用可能な重症病床（ICU/HCU）や人工呼吸器の数を頻回にアップデートすることができなかった．当院は熊本地震後に事業継続計画（BCP）を作成したが，ICUの診療業務については不十分であり，これらの問題の改善により，さらに多くの患者を迅速に受け入れることが可能と考えられる．

■ 文 献 ■

1) 地震調査研究推進本部 地震調査委員会：平成 28 年（2016 年）熊本地震の評価．平成 28 年 5 月 13 日公表資料．2016
https：//www.static.jishin.go.jp/resource/monthly/2016/2016_kumamoto_3.pdf（参照 2019-07-08）

2) 内閣府：平成 28 年（2016 年）熊本県熊本地方を震源とする地震に係る被害状況等について（平成 31 年 4 月 12 日 18 時 00 分現在）．
http：//www.bousai.go.jp/updates/h280414jishin/pdf/h280414jishin_55.pdf（参照 2019-07-08）

3) 国立病院災害医療センター災害医療部，厚生労働省 DMAT 事務局：熊本地震報告．第 4 回医療計画の見直し等に関する検討会（平成 28 年 9 月 9 日）資料 2．2016
https：//www.mhlw.go.jp/file/05-Shingikai-10801000-Iseikyoku-Soumuka/0000136146.pdf（参照 2019-07-08）

4) 熊本大学医学部附属病院 編：熊本地震 熊本大学医学部附属病院記録集．2017
http：//www.kuh.kumamoto-u.ac.jp/kuh/images/book/kirokusyu.pdf（参照 2019-07-08）

東日本大震災における集中治療室の対応

小林　道生

❶ 東日本大震災の概要

　2011年3月11日14時46分，宮城県沖で観測史上国内最大規模の地震が発生し，想定をはるかに超えた高さ数10mにもなる大津波により，東北地方太平洋沿岸の街はなすすべもなく破壊され，数多くの尊い命が奪われた．

　震源に最も近かった宮城県北東部沿岸に位置する石巻医療圏（人口：約22万人）は，最大の被災地域となり，死者・行方不明者合わせて約5,600名，住宅被害は全壊，半壊合わせて約47,000戸，浸水地域は建物用地面積の約50%，避難者は最大約60,000名に及んだ[1,2]．警視庁の統計では，東日本大震災における死因は9割超が溺死とされている[3]．水道，電気，ガスなどのインフラは広範囲で長期間使用不可能となり，被災した住民は長期にわたり避難所などの劣悪な環境での生活を余儀なくされた．

　石巻医療圏内の医療機関は，10病院中2病院が被災したため診療機能が完全に停止し，6病院で浸水や周囲の道路の冠水で診療制限を強いられた．

❷ 病院概要

　2011年3月の石巻赤十字病院の概要を**表1**に示す．

　集中治療室（ICU）は救命救急入院料3を算定する救命救急センター10床のみであり，救急外来に隣接して1階に存在し，主に救急外来からの重症患者を各診療科が管理するオープンタイプ方式であった．一方，特定集中治療室管理料を算定する病床は保有しておらず，術後患者や各診療科における重症患者管理は各病棟の重症個室などで行っていた．

表1　石巻赤十字病院の概要
2011年3月.

●災害拠点病院	1997年3月指定
●病床数	402床
	救命救急入院料3：10床
	特定集中治療室管理料：なし
●診療科目	26診療科
●職員数	788名（医師100名，看護師433名）
●平均在院日数	11.7日（2010年度：2011年2月まで）
●病床稼働率	96.1%（2010年度：2011年2月まで）
●年間手術件数	4,011件
●地域救命救急センター（10床）	2009年7月指定
	年間救急患者数（2010年）：23,023名
	年間救急車受入患者数（2010年）：4,616名

救命救急センターのベッドコントロールは看護師長が各診療科に確認し調整する方法をとっていた.

❸ 石巻赤十字病院における東日本大震災前の災害に対する備え

石巻医療圏域は30年以内に99%の確率で発生するといわれていた宮城県沖地震の被災中心地となる可能性が指摘されており, 各種災害に対する備えを行ってきた.

2006年5月に沿岸部より, 海岸から約5kmの場所に3m土盛りし移転新築. 建物は免震構造を採用, 正面玄関の大庇や非常電源と接続した外部電源盤など多数傷病者受け入れのための各種災害用設計を施した. 救命救急センター病棟と健診センターは扉を介した続き部屋となっており, 病床拡張を考慮した設計であった.

電源は2系統の変電所から受電, 2系統の無停電電源設備, 2基の非常用発電機を備え全体の50%を非常用電源対応とし, 3日分の燃料(重油2万L)を備蓄した. 水道は上水備蓄190t(トン)(通常使用量の半日分), 雑用水備蓄470t(3日分)とした. 空調熱源はガスと電気の併用であり, 手術室, NICU, 救命救急センターなどは停電時でも空調設備を確保できるように非常用電源対応とした.

2006年の病院新築移転を機に災害対策マニュアルの全面改訂を行い, 文字数を極力減らして箇条書きとしサイトマップ形式とした. 各部門の責任者は, 「意識付け」を期待し実名とした. 病床拡張の項目はあったが, ICUや重症患者における対応を記載した項目は存在しなかった.

❹ 東日本大震災における石巻赤十字病院の対応

1 被害状況（図1）

免震構造が機能し, 人的被害はなく建物や設備の被害はほとんど認めなかった. ライフラインについては, 電気は停電したものの無停電電源装置と自家発電は問題なく機能し, 水道は貯水タンクからの供給となり, ガスは供給が停止した. 電気は3日目に復旧, 水道は流水での手洗制限などの節水と給水車による給水でしのぎつつ6日目に復旧, ガスは12日後に仮設ガス発生装置で仮復旧し完全復旧に約1カ月を要した. ガス供給停止によりオートクレーブ, ガス滅菌が使用不能となり, プラズマ滅菌器の使用など滅菌業務内容の変更を要した. また, ガス炊き冷温水発生器によるメイン空調が停止し, さらに非常用電源を用いた電気式冷温水発生器の基板も故障したため空調が使用不能となり, 手術室などのクリーン度が低下した. エレベーターは管理業者が被災したため来院できず, 3日目に業務用のみ復旧した. その間の患者搬送は階段を使用した.

医療ガス, 病院情報システム, 血液検査, X線・CT・MRIなどの放射線検査は, 無停電電源設備や非常電源での電力供給がなされていたため, 発災数時間後には使用可能となった.

職員に人的被害はなかったが, 家族の人的被害または住宅被害を受けた職員が約半数に及んだ.

2 発災急性期〜亜急性期の救急重症患者

消防や他機関に対し「連絡なしでの無条件全患者受け入れ」を宣言. 発災3日間で石巻医療圏内救急車全搬送人員266名中247名(93%)が当院に搬送され, ヘリコプターでの搬送患者は3日間で300名を超えた[4].

発災1週間の救急患者数の推移を示す(図2). 発災1週間で4,303名の患者が来院し, うちトリアージ赤患者(START法に病態を加味して判定)は266名6.2%であった. 災害急性期である発災48時間以内のトリアージ赤患者の内訳は, 低体温症31名(26%), 外傷21名

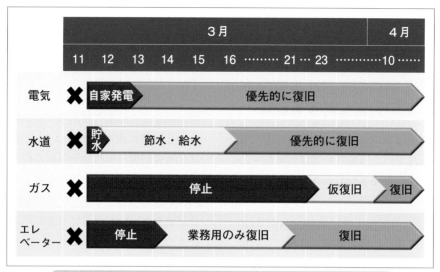

図1　東日本大震災におけるライフライン，エレベーター復旧状況

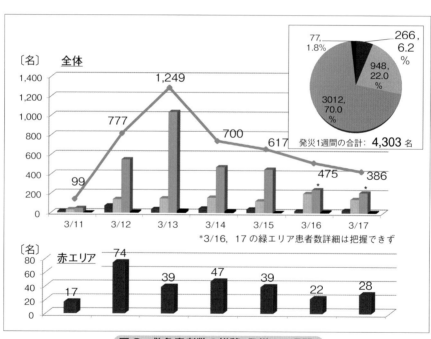

図2　救急患者数の推移　発災～1週間.

（18%），溺水8名（7%），クラッシュ症候群の疑い7名（6%），心肺停止5名（4%），内因性疾患46名（40%）であった．深部体温30℃未満の低体温症患者は14名にのぼった．外傷患者のうち AIS（Abbreviated Injury Scale）3以上

の重症者は8名いたが，緊急手術を要した患者はいなかった．

発災48時間以降は，内因性疾患が75%を超え，定期薬が服用できず状態が悪化，環境の悪い避難所で病態が悪化したと考えられる重症患

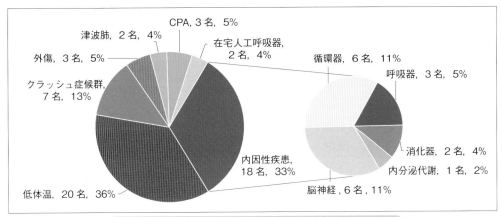

図3　救命救急センター入室患者 発災〜1週間：55名.

者が増加した．特殊疾患として津波肺11名[5]，破傷風3名[6]，一酸化炭素中毒8事例21名の発症があった．

　トリアージ赤と判定され入院を要すると判断された患者は，重症度が高い患者や低体温症，破傷風などの救急疾患患者は救命救急センターに入室とし，その他は一般病棟や発災後に新設した臨時病床などに振り分けた．

3　救命救急センター入室患者と対応

　発災時，救命救急センター10床中6床が入室中であり，発災6時間後までに人工呼吸器装着患者2名を除く4名を一般病棟に転棟させ空床を確保した．一般病棟は3階以上のため，転棟はエレベーターが使用できず担架搬送となった．発災2日目から7日目まで1階にある中央処置センターに，発災4日目から8日目まで隣接した健診センターに臨時病床を設置し救命救急センターのバックベッドとして活用した．救命救急センター入室の基本方針として，救急患者受け入れのための救急外来ベッドを確保するため，重症で入室が必要と判断される患者は検査結果や診断を待たずに入室する方針とした．

　発災から1週間の救命救急センター入室患者は，55名（7.9名/日）であり，患者の内訳は低体温症20名（36％），クラッシュ症候群7名

（13％），外傷3名（5％），津波肺2名（4％），CPA3名（5％），在宅人工呼吸器2名（4％），脳神経6名（11％），循環器6名（11％），呼吸器3名（5％），消化器2名（4％），内分泌代謝1名（2％）であった（図3）．人工呼吸器装着患者はIPPV3名（うち在宅人工呼吸器患者2名），NPPV4名であり，PCPS，IABPなどの補助循環装着患者や維持透析以外で血液浄化療法を施行した患者はいなかった．緊急手術は15例あり，うち2患者（3手術）のみが救命救急センターに入室した（表2）．救命救急センター死亡は8名（15％），在院死亡は14名（26％）であった．

　救命救急センター死亡を除く47名の退出先は一般病棟20名（43％），臨時病床18名（38％），直接退院6名（13％），転院3名（6％）であった．救命救急センター平均在室日数は0.8日であり，47名中23名（49％）が入室当日に転棟，転院または退院となった．1例として低体温症の患者については，救急外来の受け入れベッドを確保するため，時間のかかる復温は救命救急センター入室後に開始し，復温終了時点で全身状態に問題がなければ中央処置センターや一般病棟へ転棟するプロトコールを作成し運用した．復温には心肺停止患者の低体温療法に使用する体温管理システム2台を42℃に

表2　手術症例一覧　発災〜1週間：15 例.

	日付	年　　性	麻酔	診断	術式
1	3/12	40 代・男	局麻	眼球破裂	眼球破裂縫合
2	3/13	50 代・男	全麻	十二指腸潰瘍穿孔	大網充填
3	〃	20 代・女	全麻	卵管妊娠	卵管切除
4	〃	60 代・男	全麻	胃がん（他院からの紹介）	再建 B-Ⅱ法
5	3/14	80 代・男	脊麻	急性虫垂炎	虫垂切除
6	〃	20 代・男	全麻	急性虫垂炎	虫垂切除
7	〃	50 代・男	全麻	S 状結腸穿孔	S 状結腸切除
8*	〃	50 代・女	脊麻	大腿部蜂窩織炎	洗浄・デブリードマン
9*	〃	50 代・男	全麻	くも膜下出血	脳動脈瘤クリッピング
10	3/16	60 代・女	脊麻	下腿開放骨折	洗浄・デブリードマン・固定
11	3/17	20 代・女	脊・硬	37 週双胎妊娠	帝王切開
12	〃	40 代・男	脊麻	大腿部蜂窩織炎	洗浄・デブリードマン
13	〃	20 代・男	全麻	橈骨頭骨折（3/11 手術例）	骨接合・靱帯縫合
14*	〃	50 代・男	全麻	脳浮腫	内減圧術
15	3/18	40 代・男	全麻	十二指腸潰瘍穿孔	大網充填

*救命救急センター入室患者.

加温し，1台につき患者2名，つまり同時使用で最大4名に対して使用した．

　救命救急センターの人員配置については，医師は臨床研修医の大多数が救急科配属となり，救急科医師とともに救急外来診療および低体温症やクラッシュ症候群，外傷など救急疾患の集中治療等にあたった．看護師は救命救急センター病床管理については自主参集した救命救急センター所属看護師のみでローテートを組み対応し，健診センターや中央処置センターに新設した臨時病床，救命救急センター外来については一般病棟からの応援で対応した．患者入退室が頻繁にあるため，通常に比し看護師配置数を増やした勤務体制とした．

4　発災急性期から亜急性期の転院調整[7]

　発災急性期には，重症患者3名（クラッシュ症候群2名，下腿切断1名）を広域医療搬送とした．

　亜急性期となっても救急搬送患者は減少せ

ず[4]，入院患者数の増加により規定病床数を超えたこと，職員に被災者が多く休息が必要になったこと，通常診療再開のためには空床の確保が必要であることなどから，発災6日目より病院機能維持を目的とした病院を挙げての積極的な転院調整を開始し，1日当たり最大51名，3月383名（18.2名/日），4月151名（5.0名/日）が転院（施設への転所含む）した[7]．

　転院した患者の背景としては呼吸器疾患が最も多く，外傷，消化器疾患，心血管系疾患患者が多かった．集中治療を要する患者については，人工呼吸器が必要な津波肺の重症呼吸不全や破傷風などの長期の集中治療が予測され，人的物的資源を要する患者について積極的に転院調整を図った．

　搬送先は宮城県内を中心に隣県や関東地方まで範囲を広げた．東北大学病院が被災地からの無条件患者受け入れを表明したため，複雑な転院調整が不要となり被災地域内病院の負担軽減につながった．搬送手段は救急車だけでなく，

民間救急，自衛隊車両，ヘリコプターなどのあらゆる搬送手段の確保を要し，病態に合わせ安全に配慮した搬送計画の策定が必要になった．

❺ 東日本大震災により抽出されたICUにおける課題と対策

東日本大震災では，発災急性期に想定されていた外傷による重症患者が比較的少なく，低体温症や津波肺，破傷風などの津波災害特有の重症病態患者が多数発生した．また，亜急性期以降も内因性疾患を中心に救急搬送患者が増加した．当院では重症患者受け入れについて，災害対策マニュアルへの記載はなく，状況に合わせて場所の拡張や人員調整，後方搬送などを，その都度決定し対応した．

「集中治療室（ICU）のための災害時対応と準備についてのガイダンス（第1版）」[8] において，① 災害対応マニュアルに災害時のICUの役割を記載すること，② 災害の規模に応じた「Space（場所）」「Staff（人員）」「Stuff（医療機器・器材）」に関するICUの段階的な拡張を計画すること，③ 災害発生時のICU入退室基準について決めておくこと，④ 院内対処不能なICU適応患者過剰時には，患者再配分（後方搬送）を試みることなどが記載されている．本ガイダンスは大規模自然災害でライフラインの途絶を想定していないICUでの災害対応を

記載したものではあるが，災害時に機能の一部またはすべてが喪失した場合のICUの対応マニュアルやBCP（business continuity plan：事業継続計画）を作成する際の参考になると考えられ，実災害時により迅速な対応が可能になると考えられる．

当院では2015年10月に新病棟を建築し，ICU 10床を新設，救命救急センターは24床に拡張，血液浄化センター50床も移転した．ライフラインは東日本大震災の教訓を生かし危険分散を行った．電気は100%自家発電対応とし，水道は上水（透析水を含む）への転用可能な副受水槽を設置し，上水受水槽からの加圧給水ポンプを2系統設置した．給湯用ボイラーは燃料を都市ガスと重油の兼用とし，熱源設備はガス式2台，電気式4台とした．酸素配管は，重症患者が集中する新棟と旧棟の配管を接続し，リスクを軽減した．

おわりに

本項では，東日本大震災被災中心地の災害拠点病院兼救命救急センターにおけるICUに関連した震災前の取り組み，震災時の対応，震災後の対策について記述した．大規模自然災害時の集中治療を理解し対策を立てる上で，少しでも参考になれば幸いである．

■ 文 献 ■

1) 宮城県ホームページ：地震被害等状況及び避難状況（2019年6月10日公表）.
   https://www.pref.miyagi.jp/uploaded/attachment/742194.pdf（参照 2019-07-09）
2) 国土交通省国土地理院ホームページ：津波浸水範囲の土地利用別面積について（平成23年4月18日）.
   http://www.gsi.go.jp/common/000060371.pdf（参照 2019-07-09）
3) 内閣府防災情報のページ：図1-1-4 東日本大震災における死因（岩手県・宮城県・福島県）（平成23年4月11日現在）.
   http://www.bousai.go.jp/kaigirep/hakusho/h23/bousai2011/html/zu/zu004.htm（参照 2019-07-09）
4) 石橋 悟，小林道生，小林正和，他：東日本大震災における急性期の医療対応. 日集団災医会誌（東日本大震災臨時増刊号）2012；17：32-6

5）日本集団災害医学会 DMAT テキスト改訂版 編集委員会 編：DMAT が知っておくべき災害の知識 -11 津波肺. DMAT 標準テキスト（改訂第2版）. 東京，へるす出版，2015；191-5

6）日本集団災害医学会 DMAT テキスト改訂版 編集委員会 編：DMAT が知っておくべき災害の知識 -12 破傷風. DMAT 標準テキスト（改訂第2版）. 東京，へるす出版，2015；196-201

7）小林道生，小林正和，石橋　悟，他：東日本大震災で行った長期にわたる大規模転院転所搬送 - 広域医療搬送から病院機能維持のための搬送へ -. 日集団災医会誌（東日本大震災臨時増刊号）2012；17：99-107

8）2020 年東京オリンピック・パラリンピックに係る救急・災害医療体制を検討する学術連合体ホームページ：集中治療室（ICU）のための災害対応と準備についてのガイダンス（第1版）. 日本集中治療医学会，2018
http：//2020ac.com/documents/ac/04/5/4/2020AC_JSICM_ICU_20181105.pdf（参照 2019-07-09）

5 大阪北部地震における集中治療室の対応

❶ 廣田　篤史，黒嵜　健一，❷ 古家　信介

❶ 大阪北部地震から考える，新生児・小児心臓集中治療領域の対応と課題

2018 年 6 月 18 日，午前 7 時 58 分に発生した大阪北部地震は都市部の直下型地震であり，大阪北摂地域を中心として約 150 の医療施設に損壊をもたらした．国立循環器病研究センターも大きな損傷を受け，病院機能が一時的に機能停止に陥ったため小児患者の病院避難を行った．当センター小児科は小児循環器単科の胎児期から成人期までの先天性心疾患だけでなく，小児の補助人工心臓，重症心不全および心臓移植管理などを行うわが国では数少ない小児循環器専門施設であり，大阪府内だけでなく広く全国から入院を受けている．新生児/小児 CCU（NCCU / PCCU）（neonatal / pediatric cardiac care unit）は計 12 床あり，そのほかに術後急性期，ECMO，CRRT を扱う小児外科系集中治療室（surgical ICU）（成人外科 ICU と協働で 16 床，平時は 4～6 床で運用）を有している．

今回の地震災害では新生児・小児心臓集中治療室の対応に関して様々な問題点が浮き彫りになった．本項ではそれらの問題点を抽出するとともに今後の課題について述べる．

1 経過と対応

月曜日かつ就業時間直前に地震が発生したため，多くの医師・病棟看護師がすでに出勤しており地震直後から必要な人手が確保できた．小児科が関わる入院人数は 50 名，そのうち集中治療室収容は NCCU 6 名，PCCU 6 名，surgical ICU 5 名であった．

地震後は直ちに入院患者への被害がないこと

を確認した．病棟看護師の 1 人が過換気症候群となり，安静場所の確保が必要であった．ライフラインの状況は，地震直後から停電により無停電電源が稼働，水道は屋上貯水槽の破裂のため断水した．医療ガス用配管は酸素と空気の供給はされていたが，吸引管は使用が不可能に陥った．そこで急遽，分娩室からバッテリー駆動の吸引器を準備した．電子カルテを含めた院内ネットワーク，インターネットおよび院内 PHS は使用不能で，外部からの情報入手は個人の携帯電話からのみになった．そのため周囲の被害状況や被害規模の把握ができず，転院などの判断は困難を極めた．院内 PHS が使用できないため，緊急以外は時間を設定し集合して全員に情報の共有がなされるよう努力した．ミルクの作成は 10 時分が最後となり，以後のミルクの確保は見通しがつかなかった．一方で，小児・成人は緊急用のレトルト食が確保された．屋上の貯水槽の破裂により天井や壁から大量の水漏れがあり，環境面での安全の確保も困難となることが予想された．エレベーターは全機停止した．患者の移動が可能かどうか明らかではなかったが，転院を想定して患者情報の収集を開始した．情報収集の際の問題点は，① CCU 内で診療を行いながら並行して行うために人手不足が顕在化した，② 電子カルテがダウンしている中では情報量の多い重症患児の情報収集が困難であった，③ 救急搬送経験が少なく，疾患に関する診療情報に加えて，緊急度に関する情報の抽出と整理が不十分であり時間を要し

145

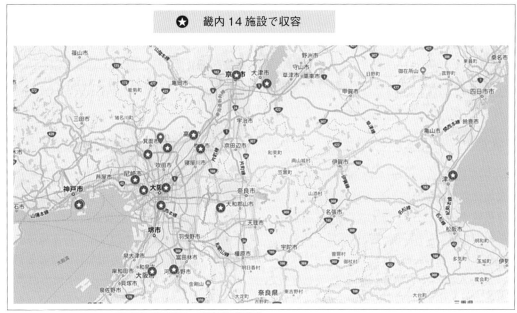

図 1　畿内 14 施設の搬送先　（Google マップを基に作成）

た，④ そもそも，ベッドサイドで働く若手医師に紙カルテ作成の経験がなく運用に不慣れであった．以上が挙げられた．

　外部との連絡はまず，8 時 05 分に府立大阪母子医療センター PICU（pediatric intensive care unit）から状況確認があり大阪府災害時小児周産期リエゾン（以下リエゾン）と大阪府へ協力依頼がなされた．10 時 14 分に国立成育医療研究センター院長から状況確認と小児総合医療施設協議会を通して援助要請がなされ，近隣の子ども病院から受け入れ可能との連絡があった．

　8 時 13 分から新生児領域で使用されている新生児医療メーリングリストにより，近隣施設の被害が軽微で病棟運用が継続できている報告が相次いでされていた．ただし，施設損傷は軽微であるものの，院内エレベーターの停止や，踏切の遮断が持続するため搬送や受け入れが不可能な施設も存在した．当センターからは 9 時 10 分に被害状況の報告を行った．速やかにリエゾンの新生児科医師からメーリングリスト

を介して状況把握のための連絡があった．疾患の専門性と受け入れ病院の準備を考慮して，比較的軽症な新生児と乳児の転院調整をする方針でリエゾンと連絡協議を開始した．

　しかし，10 時 10 分，無停電電源からの電力供給がシステムエラーで停止し，すべての人工呼吸器が停止し用手換気を要した．補助人工心臓を装着した小児患者も複数いたため，優先的に非常用バッテリーを調達した．無停電電源はおよそ 30 分程度で復旧したが，施設機能が不安定であることから，11 時の時点で小児患者の病院避難が決定された．

　退院患者を除く 35 名の転院搬送をリエゾンとの連携のもとに開始した．患者の内訳は機能的単心室症 17 名，人工呼吸管理 5 名，循環作動薬使用 8 名，周術期管理 22 名であった．重症度や緊急度による搬送病院の選定や搬送方法などは，リエゾンが主体となり調整してくれたため，院内では情報収集や両親への連絡調整，搬送準備に専念することができた．

　搬送手段は，搬送先のドクターカーが 16 名

と最も多く搬送に使用された．大阪では新生児専門施設間での「新生児診療相互援助システム（NMCS）」が1977年に発足し，新生児搬送の体制が整備されていたことが大きく寄与している．そのほか，自治体救急車，DMAT，院内のECMO・体外式補助人工心臓管理下でも搬送可能な高規格救急車そして，ヘリ搬送により重症度を考慮して近畿圏の各病院に搬送した．DMATによる搬送は，DMAT隊員の多くが成人領域の医師であり，特殊性の高い重症小児であったことから，当センターの小児循環器内科の医師1〜2名が同乗して搬送にあたった．ヘリ搬送では，通常どおり当センターの医師が同乗し陸路で帰ることとなったが，1名は大阪北部の公共交通機関が終日運行停止となっていたため帰宅困難となった．搬送に携わった搬送元の医師は転院先で診療継続するのか，あるいは戻る場合には交通手段や交通情報の把握をどのようにするかなど，通常の搬送ではありえない問題を想定した行動や準備が必要と思われた．

畿内14施設への搬送調整が新生児は12時30分，他の小児は14時00分に確定し，同日16時30分までに有害事象なく搬送を完了した（**図1**）．小児診療の機能回復と安全が確認されたため，震災3日後から入院および外来診療を再開した．同日から順次バックトランスファーを行った．

2 問題点と課題

ⓐ 地域内におけるネットワーク

大阪の新生児診療相互援助システム（NMCS）により平時から多施設間での搬送調整システムを確立していたことにより迅速な搬送が可能であった．NMCSは現在では大阪府医師会と行政（大阪府・大阪市）の支援のもと，6基幹施設，22協力施設により組織されている[1]．また，産婦人科診療相互援助システム，新生児外科診療相互援助システムも組織化され，周産期医療システムとして近隣の県も含めて機能的に構築されてきた．規模は異なるが，このような周産期医療システムや搬送システムの構築が各地域で新生児医療の一環として，成人・一般小児に対する救急医療とは独立してなされてきた．これらはあくまでも平時の新生児搬送システムであったが，今回の震災では災害時小児周産期リエゾンのもとに有用に活用され，平時から搬送システムが機能することの重要性が再認識された．一方で，小児救急・PICUによる搬送は各地域で行われているが，こうした災害時のシステム構築は十分とはいえなかったため，今回を契機に近畿圏のPICU医師主導で災害時の連絡網の作成を進めている．すでに災害派遣医療チーム（DMAT），広域搬送拠点臨時医療施設（SCU），広域災害救急医療情報システム（EMIS）など搬送を含めた災害医療システムの構築が確立されていることもあり，こういった災害時に特化した成人を主体とするシステムや組織と分断することなく連携を取りながら，新生児・小児の災害時システムの構築を進めることが肝要と思われた．

搬送情報の連絡手段として，新生児メーリングリストを使用して搬送調整を行うことができた．平時より使っているコミュニケーションツールが最もアクセスしやすい．こうした複数のコミュニケーションツールを連絡手段として地域でネットワーク化し運用することで，災害時のNICU・PICU収容可能施設の情報，ドクターカー運用，人的・物的不足が顕著な施設への援助の必要性などの情報が共有され，迅速に対応できると考えられる．近年，SNS（ソーシャル・ネットワーキング・サービス）を用いた商業ベースでの情報コミュニケーションツールの進歩が目覚ましいが，個人情報の扱いも厳格となってきているため，医療での運用に際しては十分な注意が必要である．災害時における商業

ベースの SNS での個人情報の取り扱いについて国や自治体から通達やガイドラインとして明示されると，災害時に情報のやりとりがより容易になると思われる．

❶ 小児専門領域のネットワーク

今回の地震災害における病院避難では，小児循環器関連の畿内 14 施設への搬送を要した．これは当センターの循環器内科や脳神経内科と比較して広範な地域への搬送となった．他の小児専門領域でも共通することではあるが，小児循環器の被災時の問題点は，① 専門領域としての細分化，② 関連職種の慢性的な人手不足，③ 新生児から成人までの診療とキャリーオーバー問題，などが挙げられる．小児科医は基本ジェネラリストではあるが，専門領域は成人診療と同様に細分化されており，他の専門領域の小児科医が災害時であっても治療を代理で継続することは難しい．また，小児循環器内科領域でも，集中治療，不整脈，カテーテル治療，心不全，成人先天性心疾患などに細分化されている．小児科医不足もあり，効率化のため地域での小児科医の集約化が進んでおり，先天性心疾患手術，先天性心疾患合併妊娠管理，補助人工心臓管理などが行える施設は全国的に限られている．各々のキャパシティーもその地域を支えるだけの受け入れしか存在しないため，災害時に治療を継続する場合には，より広域の医療連携と搬送が必要となる．また，その特殊性から医師だけでなく，看護師，臨床工学技士，薬剤師など多職種にも専門性が求められる．

災害地域の循環器疾患の児を引き受けた施設は，さらなる人手不足から疲弊に拍車をかけるばかりでなく，その地域でなんとか回していた，たとえば手術を中心とした循環器診療や NICU・PICU の運営にも影響を与える．また，災害時には，新生児ネットワーク，小児ネットワーク，周産期ネットワークから災害時小児周

産期リエゾンなどにニーズを挙げるシステムが構築されてきているが，新生児から成人まで診療にあたっている小児循環器の場合には，各ネットワーク間の役割分担や情報の共有が容易ではない．また，小児科特有の問題として成人内科に移行できないキャリーオーバーの患者の問題があるが，小児循環器では成人先天性心疾患として専門領域の一つになっている．今回，成人先天性心疾患患者は NICU，PICU トリアージに当てはまらず，かつ内科トリアージからも漏れ，個別に収容施設を探し転院を依頼する必要があった．今後これらの患者の搬送をスムーズに行うにはどうすればよいか，早期の議論が望まれる．

こうした新生児から成人，妊婦などの幅広い循環器疾患患者に対する急性期から長期的な支援に対しては，日本小児循環器学会や分科会である日本小児循環器集中治療研究会などが人的・物的不足を把握し，人材の集約や患者受け入れ調整，広域の搬送，小児循環器薬剤の確保などを全国規模で主導していく必要性があると考えられる．

❸ 重症小児の緊急避難トリアージ

DMAT などによるトリアージとは，大災害で短時間に多数の傷病者が発生した場合に緊急度，重症度に応じて治療の優先度決定のためのトリアージである．このことは人的・物的に医療資源が不十分な中で最大多数の傷病者に最善を尽くすことであり，軽症，救命の見込みのない重症患者は優先度が低くなる．一方で，集中治療室においてはより多数の児を避難させ最善の救命効果を得るために，より軽症な児の搬送が優先する，避難のためのトリアージが必要となる．

避難のためのトリアージとしては災害時新生児医療体制再構築手順のためのワーキンググループから，新生児集中治療室（NICU）での

表4　NICU での緊急避難トリアージ分類（案）		
Ⅰ：緑	保温に注意しながら可能な限り避難	・コットで経口哺乳を行っている患児
Ⅱ：黄	医療行為が必要だが避難可能	・通常の輸液管理（PI カテーテル，中心静脈栄養も含む）を行っている患児 ・経管栄養を行っている患児
Ⅲ：赤	医療行為が必要だが状況に応じて避難	・人工呼吸器管理中（挿管下または CPAP など）で避難可能と判断された患児 ・酸素投与中の患児 ＊上記2項目については，酸素を絶対に中止できない場合は，黄色タグまで 　避難終了後，NICU フロアと避難経路に火災が起きていなければ避難を考慮 ・循環作動薬など使用中の患児 ・動脈ラインまたは臍カテーテル挿入中の患児 ・各種ドレナージ中の患児 ・閉鎖型保育器管理中の患児（体温保持が可能であれば黄）
Ⅳ：灰	災害の重大性，緊急性に応じて，避難の可否は各施設で判断	NICU からの避難自体が児の生命を脅かす場合 ・高度な集中治療を要する HFO や高い設定の人工呼吸器管理，NO 吸入療法，ECMO，CHDF，在胎週数 26 週未満の超早産児で生後 72 時間以内

図2　NICU での緊急避難トリアージ案　（文献2より引用）

PI カテーテル：末梢静脈挿入式中心静脈カテーテル，〔PICC：peripherally inserted central catheter〕，CPAP：continuous positive airway pressure，NICU：neonatal intensive care unit，HFO：high frequency oscillation，ECMO：extracorporeal membrane oxygenation，CHDF：continuous hemodiafiltration（持続的血液濾過透析），〔CRRT：continuous renal replacement therapy（持続的腎代替療法）〕.

緊急避難トリアージ分類（案）が示されている（図2）[2]．一般的な治療優先順位によるトリアージが＜赤：重症＞→＜黄：中等症＞→＜緑：軽症＞の順での対応であるのに対して，限られた時間と人員で病児を助けるため，＜緑：軽症＞→＜黄：中等症＞→＜赤：重症＞の順での避難を提唱しており，相違を認識していることが重要である．たとえ，＜緑＝軽症＞であっても成人の軽症とは異なり，適切な温度管理，栄養，ケアなどが継続される必要がある．また，＜灰：搬送しない＞という分類を記している．灰色はNICU からの避難自体が児の生命を脅かす場合や高度な集中治療を要する児を指し，高い設定の人工呼吸管理，ECMO，CRRT，超早産児などが当てはまる．実際の運用は災害の重大性，緊急性に応じて避難の可否は各施設で判断することが提案されている．今回の当センターからの搬送では補助人工心臓管理，治療差し控えの児が灰色に該当すると考えられたが，受け入れ施設が存在したため搬送を行った．しかし，災害規模によっては，こうした児の治療継続を断念せざるを得ない可能性があることは否めない．

こうした小児のトリアージや優先順位の決定には情緒的な問題が含まれており，災害の場では非専門的な医療資源配分，非臨床的なリスクやストレスも加わるため，スタッフの心的ストレスに配慮する必要がある[3]．そのためには共通で使用でき，より公正でNICU・PICU で使用可能なトリアージシステムやトリアージチーム[4] の構築が必要である．

❹ 災害時小児周産期リエゾンの重要性

多くの小児関連の施設では災害・救急医療の日頃の知識や経験が十分ではなく，災害時小児周産期新生児リエゾンの存在は，小児医療と災害医療を橋渡しする上で重要であり，今後のさらなる充実が望まれる．実際の活動内容は次の❷ を参照されたい．

❷ 大阪北部地震における災害時小児周術期リエゾンの活動経験 ────•

はじめに

2018 年 6 月 18 日 7 時 58 分に大阪府北部を震源とするマグニチュード 6.1 の地震が発生した．地震そのものは局地的なものであったが，国立循環器病研究センターの施設に一部不具合が発生し，主に先天性心疾患を有する小児・新生児 30 名以上の病院避難が必要となった．通常，集中治療室（ICU）を有する医療機関は有事の際に患者の受け入れをすることが多いが，今回に限っては ICU を有する医療機関からの病院避難であった．

患者の年齢や疾患背景の特殊性から転院先の病院選定に難渋することが想定され，避難元の医療機関から大阪母子医療センター集中治療部の竹内に相談があった．竹内は府内の災害時小児周産期リエゾン（以下リエゾン）でもあり，その調整をリエゾンで引き受けることとなった．転院先と搬送手段について，大阪府危機管理室でリエゾンとして活動していた著者と竹内とが中心になり行った．多くの医療機関の協力もあり，同日夕方には依頼のあった全患者の転院搬送を終了した．これは過去にも類のないケースであり，このような経験は貴重であると思われるので，当日の対応などから得られた課題や今後の展望について述べたい．

1　災害時小児周産期リエゾン

近年は大規模災害が増加傾向にあり，すべての医療従事者にとって他人事ではなくなっている．厚生労働省は 1995 年の阪神・淡路大震災での教訓から，大規模災害の急性期（発生から

およそ 48 時間）に活動できるトレーニングを受けたチームとして DMAT の養成を開始した．2011 年に発生した東日本大震災では戦後最大ともいえる甚大な被害がもたらされたが，小児周産期分野も例外ではなかった．その後の振り返りとして，DMAT との情報共有ができていなかったことや，そもそも災害への体制づくりができていなかったこと，DMAT から新生児や妊婦の搬送システムへのアクセスの悪さなど，多くの点で課題が挙げられた[5]．これらの課題を改善するべく日本小児科学会も働きかけ[6,7]，厚生労働省は DMAT と協働して医療調整本部内で活動するためのリエゾン養成を，2016 年より開始した．主な活動は情報収集と発信，医療支援調整，そして保健活動である．リエゾン養成研修は厚生労働省が年に 2〜3 回開催しており，都道府県から依頼のあった医師，看護師，助産師などが受講する．受講後は自治体の嘱託を受けたコーディネーターとして，有事の際には都道府県庁内に設置された医療調整本部内で上記の活動を DMAT など他の機関と協力しながら進めていくことになる．このような小児周産期関連に特化した対応は，救急医を中心とした DMAT のみではなかなか難しく，リエゾンが本部内で活動することは有用と考える[8]．

2　国立循環器病研究センターからの患者転院調整

本書を読んでおられる ICU スタッフは，自施設から他院への患者避難が想定できるだろう

表 1-1　送付されてきた患者リスト（小児例）

年・月齢	疾患など	治療・デバイスなど
5m	右側相同	PVO 気切, 人工呼吸器
1y5m	右側相同, グレン術後	人工弁置換, 気切, 人工呼吸器
9m	HLHS, ノルウッド・グレン術後, TR, 慢性心不全	呼吸器なし
11m	VSD	ICR 後 8 日目, 呼吸器なし
2y	右側相同	フォンタン術後 2 週間, 呼吸器なし
9m	左側相同, HLHS	bilPAB, PMI 後, 慢性心不全
5m	Ebstein 奇形, シャント後, スターンズ後	NHFC40%, CV, A ライン
4m	VSD	ICR 後, 抜管後, CV, A ライン
2y	cTGA ダブルスイッチ後, TR, TVP＋グレン術後	人工呼吸器, カテコラミン
1y5m	21 トリソミー, cAVSD, TOF, ICR	術後 4 日目, 人工呼吸器, カテコラミン, CV
10m	LIH, DORV, TAPVC	POD3, カテコラミン, CV, 抜管後
11y	MR	O_2 1 L/min, Mil 0.25 γ, 歩行可

表 1-2　送付されてきた患者リスト（新生児例）

静注	出生週数	出生体重 (g)	修正月齢	手術	現在体重 (kg)	収容先	搬送
なし	39	3,000	1	PAB 待ちでした	3.1	A	A
CEZ	40	3,000	1	修復術後 11 日	3.3	A	A
MEPM＋VCM のみ創部感染疑い	40	3,000	1	EDA PAB 術後 20 日	3.5	A	A
リプル 15n	37	2,300	1	bilPAB 術後 1 カ月	2.6	B	B
なし NHF してます	38	2,300	2	シャント術後 1 カ月	3.3	C	C
リプル 1n	38	2,700	1	なし	4.0	D	D
リプル 9n	39	3,000	2	未	5.2	B	B
MEPM VCM ヘパリン	38	3,100	1	MVR　術後 3 週	3.2	D	D
プロスタンジン 12n	31	1,200	3	bilPAB 後 4 カ月	2.7	E	F
リプル 8n	37	2,300	3	bilPAB 後	3.5	E	F

か, まさか自分の施設がそうなるわけはないと思うのではないだろうか. しかし, 災害時にはそれまで想定できなかったことが発生し得る. まさにそれこそが災害が災害たる所以であり, もし, 自分の施設が同じ状況になったら…という状況を思い浮かべながら以下を読んでいただきたい.

著者は地震発生時, 自院 PICU 内で申し送りをしていた. 地震発生後, 自身および自施設の安全を確認した上で, 府内リエゾンとも連絡を取り, EMIS の確認や各種メーリングリストを確認し, 大阪府庁より依頼があれば医療調整本部内でリエゾンとして活動する準備をしていた. 国立循環器病研究センター（以下, 国循）

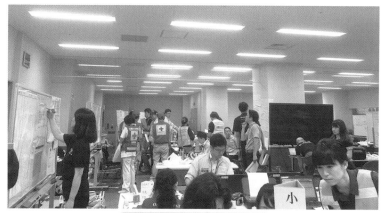

図1　医療調整本部内の様子

からの病院避難の可能性があるとのメールを竹内から受け取ったのは被災2時間後頃であったが，情報が錯綜しており，詳細を確認しようにも電話も通じにくい状態となっており，噂が噂を呼ぶ状況であった.

11時に国循内で開催された会議でPICU，NICUなどに入院している患者の病院避難が正式に決定され，リエゾンへ転院調整の依頼がなされた. そこで著者らは患者リストを入手したが，送付されたリスト（表1）は病名や月齢の情報が主で，デバイスについては人工呼吸器の装着の有無やカテコラミンの投与の有無程度であり，情報としては不足していた. 原因は電子カルテに不具合があり，稼働できていなかったためであった.

12時より著者が大阪府危機管理室に設置された医療調整本部内でリエゾン活動を開始し，搬送患者リストを基に竹内が搬送先の選定案を作成した. 著者が実施施設に問い合わせて実際の搬送が可能か確認を取り，ドクターカー所有の施設から国循へ患者を受けに行く方式を取り，できるだけ搬送元施設へ負担を与えないように努めた. しかし，搬送手段が決まらなかった症例についてはDMATへ搬送を依頼し，患者の年齢月齢を考慮して，各搬送車に国循の医師が同乗する方式を取った.

18時頃には想定された全搬送は大きなトラブルなく終了した. その後，地震発生3日後より徐々にバックトランスファーを開始し，1週間以内には全患者が国循へ帰院搬送された. 一方，リエゾンの活動としては重症呼吸不全患者の搬送調整やオートクレーブの故障などの対応はあったが，地震発生翌日の夕方にはほぼニーズはなくなり，医療調整本部内での活動からオンコール体制へ変更，22日夕方には活動自体が終了となった（図1）.

3　課題と今後の展望

今回は被災した施設が先天性心疾患を対象とする医療機関であった. よって，その転院先の調整については，転院先でも循環器対応ができるか否かが重要であり，当初より搬送候補となる医療機関が限られていた. 新生児の搬送については，大阪府内での新生児診療相互援助システムであるNMCSが稼働していたため，その搬送はスムーズに行えたが，小児の搬送についてはそういったシステムがないため，各医療機関へ直接問い合わせての調整が必要であり，多大の時間と労力が費やされた. そこで，小児の搬送システムもしくはネットワークを作っておくことは有事の際に非常に重要であると思われた.

また，国循の電子カルテが稼働していなかったこともあり，患者リストの情報が不足していたことも搬送を難しくさせた．病院間搬送の際には患者情報として疾患や治療内容，体重はもちろん重要であるが，どのようなデバイスがどの部位に入っているか，注意するべき保菌状況（MRSAやMDRP，CREなど）の有無，アレルギー歴や家族背景なども情報としてあれば，たとえ予期せぬ転院搬送であっても，シームレスな医療の提供が可能と思われる．このためには，共通の様式での災害時診療情報提供書の共有が必要であると考えられた．また，電子カルテがダウンした場合に備えて紙運用ができるようにしておく必要もある．

ただ，今まで述べた事柄については各医療機関の災害対策マニュアルに掲載されているべきであり，大規模災害が増加している昨今においては各医療機関にとっても再考の機会であると考えられる．また，そのマニュアルが実際に稼働するか否かについては，災害訓練を通して実証されるべきであり，現在においては各都道府県の中でも複数の医療機関での合同訓練などを通して横の関係を構築しておくことも重要である．大阪の場合は今回の地震が起こる前1年間で2回の訓練を行っており，しかも，その1回は大阪北部を震源とした直下型地震を想定しており，偶然なのか必然なのか著者には断言できないが，こういった訓練が当日の搬送調整をスムーズに導いたことは間違いないと思われた．災害対策は「災害時」ではなく「平時」からが重要である．

■ 文 献 ■

1) 大阪府：大阪府周産期緊急医療体制整備指針．2007
2) 災害時新生児医療体制再構築手順のためのワーキンググループ 編：災害児の新生児医療体制復旧手順（Ver3）．日本新生児成育医学会・新生児医療連絡会，2018；23
3) Barfield WD, Krug SE, Committee on fetus and newborn, et al：Disaster preparedness in neonatal intensive care units. Pediatrics 2017；139：e20170507
4) Christian MD, Sprung CL, King MA, et al：Triage：care of the critically ill and injured during pandemics and disasters：CHEST consensus statement. Chest 2014；146：e61S-74S
5) 日本小児救急医学会 東日本大震災支援特別委員会：日本小児救急医学会・東日本大震災支援特別委員会報告書．日小児救急医会誌 2012；11：3-62
6) 日本小児科学会：「災害時小児周産期リエゾン」設置の要望書．2016
http://www.jpeds.or.jp/uploads/files/riezon_youbou.pdf （参照 2019-08-01）
7) 日本小児科学会：災害時小児周産期リエゾン活動要領（案）．2016
http://www.jpeds.or.jp/uploads/files/riezon_katsudouyouryou.pdf （参照 2019-08-01）
8) 伊藤友弥，岬 美穂，賀来典之，他：災害時小児周産期リエゾンという新たな災害支援．日児誌 2017；121：1397-404

第5章

病院集中治療室の災害対策マニュアル

1. 東京医科歯科大学医学部附属病院のマニュアル

2. 山梨大学医学部附属病院のマニュアル

東京医科歯科大学医学部附属病院のマニュアル

重光　秀信

はじめに

　東京医科歯科大学医学部附属病院は，東京の中心部に位置する災害拠点病院である．発災時には，医療の中心的な役割を担い，平時の5倍の外来患者，病床数の2倍の入院患者を受け入れることが求められる．そのような中で，集中治療室（ICU）を管轄する重症者対応部門（集中治療部および救急部）には，重症外傷患者を含む，Surgeへの対応が求められることになる．よって，当院では重症者対応部門が果たすべき役割の一つとしてDisaster Preparedness（防災）を記載したICU災害対応マニュアルを作成したのが経緯である．今後，全国の集中治療室に当院の経験から作成したマニュアルを一つのreference（参考）としていただければ幸いである．

❶ 重症病床の増床と増員について

　当院ICUは，12床あるが，病室間に間仕切りがあり，広めの個室を2床運用してもICU，S-HCU（surgical-HCU）合わせて最大5床の増床が限界である．増床分のベッドは現時点では簡易ベッドで対応し，医療機器はMEセンターやER-ICUと連携を取りながら予備機を手配・分配する．なおER-ICUは13床がカーテンで仕切られているため，これら病床に一つずつ増床することが可能であり，ER-ICUは合計で26床まで増床が可能となる．なお，酸素などの配管に関してはMEセンターより二股のコネクターを使用するなどして対応する．増床の際に必要となる医療機器についてはMEセンターとinventory（在庫）を確認する．増床

に伴う人員の補充も必要になるが，看護師については，ICU経験者，ER-ICU経験者のリストを作成し，補充候補者とする．

❷ コマンドセンターについて

　災害対策本部内に設置し，病院に出入りするすべての患者情報を一括管理する部署として設置する．災害医療班，病棟・手術班を横断する組織であり，構成員として集中治療部医師1名，救急科医師1名，集中治療系師長1名を選任する．DMAT隊員など一定の知識と経験を有する者が望ましい．入院経路（赤エリア外来，手術室，臨時病床からなど）に応じてそれぞれのリーダー医師と適切な入院病床を相談する．たとえば，赤エリア外来からの入院については当エリアのリーダー医師である救急部医師と，手術後に入院する場合は術後にオペレーター医師と，臨時病床からの入院の場合は当エリアのリーダー医師である集中治療部医師と情報を共有し，コマンドセンターが適切な入院病床を決定する．業務範囲や傷病者数に応じて構成員を増やすことも考慮されるが，増員すればするほどコミュニケーションエラーが生じやすくなったり，判断が遅れたりする懸念がある．

❸ 臨時病床について

　臨時病床が設置された場合には，ICUより医師1名を派遣し，運営の統括を行う．臨時病床に配置された医師へのアドバイス，医療行為の妥当性の判断，入院となった場合の手続き（入院病棟や主科の選定）など，管理者としての仕事が主な業務である．

❹ 一般病棟の重症者・急変対応について

　一般病棟へ入院した傷病者の急激な病態変化を迅速に覚知し，より早く適切な対応が取れるように，災害時にも当院で常時運用しているCCOT（Critical Care Outreach Team）の一貫であるRAS（Risk Assessment System）チームによる病棟回診を行う．これらのチームは集中治療部医師1名とICU看護師1名で構成され，コマンドセンターと常時連絡を取り合い，一般病棟全体の状況のアップデートを継続的にコマンドセンターに報告する．

❺ 消防，警察との連携について

　普段の業務，訓練を通じて顔の見える関係を構築する．大規模災害時には消防庁と警察庁からの人員も当院のコマンドセンターの一員として配属できるようにする．これらはお互いの業務を理解し円滑な連携を確立することを可能とする．

おわりに

　これらの計画を実践に移せるように，院内で災害対策に特化したワーキンググループを設置し，シミュレーション実地とICU災害対応マニュアルが常時アップデートできる活動が必要とされる．

山梨大学医学部附属病院のマニュアル

森口　武史

❶ 当院における BCP に基づいた 災害時 ICU 入退室について

　当集中治療室（ICU）の災害対応は ICU マニュアルおよび当院の災害対策マニュアルで規定されていたが，2018 年度から新たに作成した事業継続計画（business continuity plan：BCP）に統合された．一般に BCP は被害をもたらす災害規模を想定し，その災害が発生した発災日から何日目に何々を達成する，というような形式で策定されているケースが多く見られるが，様々な規模，成り立ちの災害を一律に想定して「急性期は何日目まで」「何日目以内にこれを達成」などと設定しても，その計画どおりに進めることは困難だと考えられる．われわれは 2011 年の東日本大震災や 2014 年の大雪を通じ，このことを痛感した．

　また，病院各部署および診療科の業務には相互依存性があり，ある部署の業務処理能力は他の部門の業務処理能力によって大きく左右される．ICU が無傷で稼働していても，薬剤ストックが尽きれば ICU に患者を受け入れることは不可能である．そのため当院の BCP は，災害時の病院意思決定を，院内各部署の情報を統合し有機的かつ効率的に行うことを主眼に，独自に災害対策室会議で検討し作成した．BCP では病院の各部署を資源供給側と資源消費（医療提供側）に大きく分類し，事前に統一したルールでそれぞれのリソースがどの程度なのかを相互に発信する情報共有の仕組みを作った．院内各診療科は他の部署の状況を確認した上で，現在どれくらいの医療を提供できるのかを判断決定し，さらにそれを病院にフィードバックするサイクルを作成した．

　具体的には資源供給側として，電気，蒸気，水，排水，医療ガス，建物，薬品，材料，給食などについて，それらの資源をどれだけ準備可能であり，節約を要するかどうか．節約を要するとしたらどれくらいの危機感で節約すべきなのかを「資源節約要請レベル」を公開することで情報発信する．

　このレベルは，
- レベル 1　　普段どおりの消費が可能．
- レベル 2　　普段どおりの消費が可能だが，数日でレベル 3 に移行する可能性がある．
- レベル 3a　診療を縮小し，資源の節約に努める必要がある．
- レベル 3b　さらに診療を縮小し，必要最小限の消費に留める必要がある．
- レベル 4　　供給の目途がつかないため，数日以内に資源が尽きる．
- レベル 5　　供給が停止し，復旧の目途がつかない．

の 6 段階で表現される．それぞれどのような状態がどのレベルに相当するかは各部署で事前に協議し，災害対策室で承認された後に公開されている．

　図1に1例として電気部門のレベル分類を示した．院内各診療科などは，その「資源節約要請レベル」と，各部署における資源（医療，人材など）を重ね合わせ，各部署において「稼働フェイズ」を決定する．

1 電気

災害時には，自家発電設備（Ⓐ1,200kW/h×2台，Ⓑ600kW/h×2台）で電力を供給するが，学内すべての電力を自家発電設備で賄うことは不可能となる．
※過去の災害において，外部からの電力供給は，3日程度で復旧している．

資源節約要請レベル決定判断者：施設管理課長
担当連絡先：施設管理課 維持管理グループ（2051）
リソース確認先：管理課 病院契約グループ（2037）

自家発電可能電力3,000kW/h 医学部C契約電力3,800kW/h（H29，H30年度）
消費電力概算【附属病院系統約2,800kW/h，附属病院以外300kW/h】

資源節約要請レベル	外部から 電力供給	外部から 重油供給	被災状況	使用可能日数	使用の制限	備考
レベル1	有	有	通常どおり使用可能な場合	通常どおり	特になし	
レベル2	無	有	自家発電設備のみの電力供給	通常どおり	重要度の低い機器の節電を要請	
レベル3a	無	無	自家発電設備のみの電力供給 外部からの供給の見込み無	約3.5日 3,000kW/h（Ⓐ×2台＋Ⓑ×1台）病院以外でも使用する場合は約2,700kW/h	比較的重要度の高い系統を優先	他の重油使用機器を停止すれば半日から1日程度延長可能
レベル3b	無	無	中央機械室への井水の供給配管が被災し，水による自家発電設備の冷却ができない	約5日（600kW/hが稼働しなくなるため使用可能日数が増）2,400kW/h（Ⓐ×2台）病院以外でも使用する場合は約2,100kW/h	重要度の高い系統を優先	1,200kW/hの1台運転とした場合は約2倍
レベル4	無	無	自家発電設備への重油の供給見込みがなく，残油量が少なくなってきた場合	残油量による 1,200kW/h（1台運転）	極重要度の高い系統を優先	
レベル5	無	無	配管破断等により自家発電装置への燃料供給ができない場合	サービスタンクの残量による（1～2時間）	必要箇所のみ	

レベル1 …… 普段どおりの消費が可能
レベル2 …… 普段どおりの消費が可能だが，数日でレベル3に移行する可能性がある
レベル3a … 診療を縮小し，資源の節約に努める必要がある
レベル3b … さらに診療を縮小し，必要最小限の消費に留める必要がある
レベル4 …… 供給の目途がつかないため，数日以内に資源が尽きる
レベル5 …… 供給が停止し，復旧の目途がつかない

図1 山梨大学医学部附属病院BCPの1例，電気部門のレベル分類

診療科・部門名：集中治療部

フェイズ1　通常診療が可能

① 病院の供給レベル

電気	2	蒸気	5	上水	2	井水	2	排水	3a
都市ガス	5	医療ガス	1	合成空気	1	建物	1	薬品	1
医療材料	3a	鋼製小物	1	給食	5	血液製剤	2		

② 診療科・部門職員の必要人数

医師：3 人

③ 必要な医療機器や資源

人工呼吸器，血液浄化，輸液ポンプ，シリンジポンプ，モニター監視を通常どおり継続する．一般的な集中治療継続に必要な医療ガス，電気や水の供給，検査科や放射線部，薬剤部，ME センターなどの稼働が必要である．集中治療室の稼働が必要である．必要な処置については通常どおりに実施する．投薬については通常どおりに実施する．ICU 患者 10 名で想定した平時の日勤帯での医師数を想定した

④ 診療科・部門の稼働フェイズの内容

通常どおりの診療が可能である．
※「蒸気」「都市ガス」については ICU の物品については直接的な供給はなく，レベル 5 でも通常診療可能とした

フェイズ2a　入院患者の入院継続可能，緊急の院内紹介患者および一部の外来患者の診察が可能

① 病院の供給レベル

電気	3a	蒸気	5	上水	3a	井水	3a	排水	3b
都市ガス	5	医療ガス	2	合成空気	2	建物	2	薬品	2
医療材料	3a	鋼製小物	2	給食	―	血液製剤	2		

② 診療科・部門職員の必要人数

医師：2 人

③ 必要な医療機器や資源

人工呼吸器，血液浄化，輸液ポンプ，シリンジポンプ，モニター監視を通常どおり継続する．一般的な集中治療継続に必要な医療ガス，電気や水の供給，検査科や放射線部，薬剤部，ME センターなどの稼働が必要である．集中治療室の稼働が必要である．必要な処置については通常どおりに実施する．投薬については通常どおりに実施する．ICU 患者 10 名で想定し 2：1 看護体制を維持し，かつ新規入室にも十分に対応できる医師数を想定した

④ 診療科・部門の稼働フェイズの内容

院内急変患者の ICU 入室は可能であり，また他院で発生した重症患者に対しても当院での治療が必要であれば転院での受け入れを許可する．3 次対応となる救急患者に対してのみ受け入れを許可する

図 2　山梨大学医学部附属病院 BCP の 1 例，集中治療部の稼働フェイズ（1，2a）

フェイズ 2b 　入院患者の入院継続可能，緊急の院内紹介患者の診察が可能，外来患者診察不能

① *病院の供給レベル*

電気	3b	蒸気	5	上水	3b	井水	3b	排水	4
都市ガス	5	医療ガス	3a	合成空気	3a	建物	3a	薬品	4
医療材料	3b	鋼製小物	3	給食	―	血液製剤	4		

② *診療科・部門職員の必要人数*

> 医師：2 人

③ *必要な医療機器や資源*

> 人工呼吸器，血液浄化，輸液ポンプ，シリンジポンプ，モニター監視を通常どおり継続する．一般的な集中治療継続に必要な医療ガス，電気や水の供給，検査科や放射線部，薬剤部，ME センターなどの稼働が必要である．集中治療室の稼働が必要である．必要な処置については通常どおりに実施する．投薬については通常どおりに実施する．ICU 患者 10 名で想定し，2：1 看護体制を維持し新規入室に対応できる最低限の医師数を想定した

④ *診療科・部門の稼働フェイズの内容*

> 院内急変患者の ICU 入室は可能とする．集中治療を行う医療資源に制限がある状況であり，転院可能な患者については他院への搬送を考慮する．他院で発生した重症患者に対して転院での受け入れを制限する．3 次対応となる救急患者の受け入れを制限する

フェイズ 3 　入院患者の入院継続不能

① *病院の供給レベル*

電気	4	蒸気	5	上水	4	井水	4	排水	5
都市ガス	5	医療ガス	3b	合成空気	3b	建物	3b	薬品	5
医療材料	4	鋼製小物	4	給食	―	血液製剤	4		

② *診療科・部門職員の必要人数*

> 医師：1 人

③ *必要な医療機器や資源*

> 転院までの患者の生命活動維持を目的とした，最低限の医療機器ならびに資源を要する．具体的には人工心肺装置の維持，人工呼吸管理の継続，カテコラミン製剤など中断不可能な投薬の維持のための電力，酸素などの医療ガス，最低限の薬剤が必要である

④ *診療科・部門の稼働フェイズの内容*

> 集中治療が可能な病院へ速やかに転院させる

図 2　山梨大学医学部附属病院 BCP の 1 例，集中治療部の稼働フェイズ（2b，3）

この可動フェイズの分類は各部署において若干異なるが，次のように，

● フェイズ 1 　通常診療が可能．

● フェイズ 2a　入院患者の入院継続が可能，緊急の院内紹介患者および一部の外来患者の診察が可能．

● フェイズ 2b　入院患者の入院継続が可能，緊急の院内紹介患者の診察が可能，外来患者の診察不能．

● フェイズ 3 　入院患者の入院継続が不能．

とした．

図 2 に集中治療部における部門の稼働フェイズを示す．たとえば，ICU 患者は引き続き診療を続けつつ可能であれば転院を考慮し，緊急の院内紹介患者は引き受けるが，院外からの患者は基本的に診察不可能とするフェイズ 2b の要件は，「電気の供給レベルが 3b，医療ガスはレベル 3a，薬品はレベル 4，スタッフが医師 2 名である場合」となる．電気の供給レベルが 4 以上となった場合にはフェイズ 3 を宣言し，ICU 患者を転院させることになる．

以上，災害時に患者の ICU 入退室をどう判断するかについて，当院 BCP を紹介することで提示した．

索 引

さいがい じ　　しゅうちゅうちりょうしつ
災害時の集中治療室
ひごろ　　じゅんび　　　　　はっさい ご　　　　　　　　　たいおう
日頃の準備から発災後まで‑ICU の対応ガイダンス

2020 年 3 月 6 日　第 1 版第 1 刷発行
2023 年 9 月 15 日　第 1 版第 2 刷発行ⓒ

	一般社団法人
編　集	日本集中治療医学会
	危機管理委員会
発 行 者	小 林 俊 二

発 行 所　　**株式会社シービーアール**

〒113-0033
東京都文京区本郷 3-32-6 ハイヴ本郷 3F
電　話　(03) 5840-7561(代)　FAX (03) 3816-5630
E-mail／sales-info@cbr-pub.com

印刷・製本　三報社印刷株式会社

※定価はカバーに表示　　ISBN 978-4-908083-96-9 C3047
　してあります　　　　　Printed in Japan